失眠心理学

陈 实 王慧红◎编著

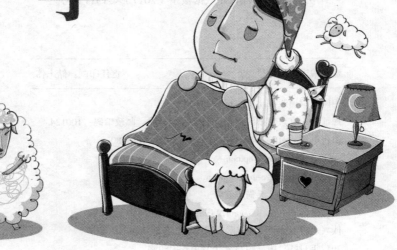

国家一级出版社　中国纺织出版社　全国百佳图书出版单位

内容提要

睡眠对人的身心健康起着非常重要的作用，良好的睡眠能够消除疲劳、重获能量。然而，在现代社会紧张高压的生活状态下，睡眠障碍已成为一种现代的"时尚疾病"，并由此引发了一系列的健康问题。

本书从"克服失眠"这一中心问题出发，阐述了失眠背后的心理秘密，帮助失眠者克服心理障碍，重新找回舒适的睡眠。愿大家每天都能睡得香甜，活力十足，以更饱满的精神状态投入工作中去。

图书在版编目（CIP）数据

失眠心理学 / 陈实，王慧红编著.－－北京：中国纺织出版社，2017.8（2023.1 重印）
　　ISBN 978-7-5180-3739-1
　　Ⅰ.①失… Ⅱ.①陈… ②王… Ⅲ.①失眠—生理心理学 ②失眠—精神疗法 Ⅳ.①R749.705②B845
　　中国版本图书馆CIP数据核字（2017）第151124号

责任编辑：闫　星　　　　　　　　　责任印制：储志伟

中国纺织出版社出版发行
地址：北京市朝阳区百子湾东里A407号楼　邮政编码：100124
销售电话：010－67004422　传真：010－87155801
http：//www.c-textilep.com
E-mail：faxing@c-textilep.com
中国纺织出版社天猫旗舰店
官方微博http://weibo.com/2119887771
佳兴达印刷（天津）有限公司印刷　各地新华书店经销
2017年8月第1版　2023 年 1 月第 6 次印刷
开本：710×1000　1/16　印张：15
字数：190千字　定价：39.80 元

凡购本书，如有缺页、倒页、脱页，由本社图书营销中心调换在生活中，大概人们都有这样的体会：每当忙碌了一天终于回到家之后，感到身心俱疲了，此时最想做的事大概就是能美美地睡上一觉。的确，睡觉能让我们的身体获得休息。一个人可以长久不喝水、不吃东西，但是绝对做不到长久不睡觉。迄今为止，科学家们仍然在研究和探讨睡眠是怎样发生的，可以肯定地说，睡眠最基本的功能就是消除疲劳，恢复体力。近年来，科学家们通过研究发现："健康的体魄来自睡眠，高品质的睡眠是提高免疫力的关键，是抵抗疾病的第一道防线。"

虽然睡眠如此重要，但现代社会，随着人们的生活节奏逐渐加快，失眠症已十分多见，在欧洲，有4%～22%的人受到失眠症的影响，我国目前失眠症的发病率也高达10%～20%。而美国睡眠基金会在2005年的调查显示，50%左右的美国人每周都会有几天时间出现至少一种失眠症症状。

失眠，通俗点讲就是无法睡着，其实，失眠并不仅是睡不着那么简单，失眠者背后有太多没有解决的心理问题，如忧虑、不安、自卑等。这些令失眠者痛苦的是，在无法入眠的夜晚，他们总是有担心不完的问题，总是想这个或者那个，因此失眠者失眠的原因往往是想得太多，在失眠者脑海中潜意识地出现了这样的信息——你不能解决你人生里存在的某种问题。

有个著名的律师，年龄才三十几岁，年收入已经达到了10万美元，他的工作方法成为很多人研究的重点，然而，自从他在司法界成名后，他就开始失眠。在被心理医生催眠后，他说出了自己的担忧：原来是，认为越是成功，越是害怕在竞争中失败，越是享受不到成功的乐趣。

那么，在成为一个成功人士和拥有良好睡眠质量的普通人之间，你选择哪一个？毫无疑问，应该是后者。即使没有所谓的成功，但是每天睡得踏实、早晨起来精神抖擞，这样的人才是最幸福的。

夜里辗转难眠，白天无精打采，大概是不少失眠者典型的表现。对于上面我们提到的这位年轻律师，其实，他最应该做的是思考一下自己的生活方式：拥有得再多都不如拥有一颗知足、坦然的心来得幸福。

对于大多数失眠者而言，并不是失眠太痛苦，而是因为他们想得太多，把幸福想得太复杂。或许你认为安眠药能解决你的苦恼，但安眠药并不是长久之计，它无法治疗无法入睡的根本原因——心理因素。

在现代社会，无法入睡已经成为不少人的痛苦。在本书中，我们就是从"如何入睡"这一点入手，分析了多数人失眠的真正心理原因，并告诉人们如何正确对待失眠，怎样科学地得到最佳睡眠，使良好的睡眠成为我们生活中的一部分，希望本书能对广大失眠者有所帮助。

编　者

2017年3月

目 录

第一章

关于睡眠和失眠

在每个人的一生中，大概有1/3的时间都在睡觉，每个人都要睡觉，没有绝对不睡觉的重要，睡眠对于大脑健康是极为重要的。每个人每天都要保证一定时间的睡眠，并且必须保证高质量睡眠。如果睡眠的时间不足或质量不高，那么会危害生命或对大脑产生不良的影响，大脑的疲劳就难以恢复，严重的可能会影响大脑的功能。因此，生活中的我们，如果睡眠不足或睡眠质量差，就要寻求根源，对症下药改善睡眠状况。

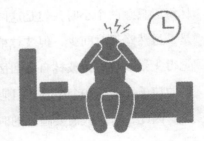

一、人为何要睡觉，不睡觉会怎样

在人的一生中，大概有1/3的时间都是在睡眠过程中度过的，成年人每天大概睡六七个小时，新生儿每天要睡20几个小时，年迈者睡眠时间相对少点。由此可见，睡眠对于每一个人是多么重要的。从某种意义上说，睡眠的质量决定着生活的质量。但是一个人为什么要睡眠？这个问题一直是科学家想要彻底解决的问题。

因此，在英国皇家学会会报上，公布了一则历史记录，记叙了17世纪末叶一个特别会睡觉的人，名字叫塞谬尔·希尔顿。希尔顿身体结实健壮，并不肥胖。1694年5月13日希尔顿一觉睡了1个星期，他周围的人用了各种方法也叫不醒他。1695年4月9日，希尔顿开始睡觉，人们请来医生给他放血还是用火熏烫，施以各种刺激，依然起不到任何作用。这次，希尔顿这一次睡了17个星期，到8月7日才醒来。

与此相反的是，也有一些人，他们的睡眠时间很少。美国《科学文摘》杂志介绍了一个每天只需要睡两个小时的人。他名叫列奥波德·波林。虽然波林每天只睡两个小时，但是这两个小时他却能睡得十分安稳踏实。令人惊奇的是，虽然睡得时间少，但波林精力充沛，每天可以连续工作10小时，从来都不觉得头晕眼花。据波林自己回忆，在他五六岁的时候，他就不需要太多睡眠，别的孩子每天睡10个小时，但他只需要五六个小时的睡眠时间就够了。

因此，每个人需要睡眠的时间有长有短，但无论睡多久，睡觉看来是人必不可少的行为。这一点似乎已为众多的研究人员所接受。但是，从科学的角度来看，似乎"人们为什么一定要睡觉"这一问题，科学界还没有给出明确的定论。睡觉的功能成了脑科学中一个引人入胜的谜，许多研究人员从不同的角度提出了自己的见解。

睡眠有两种完全不同的状态：快波睡眠和慢波睡眠，它们的作用到底是什么呢？

科学家们发现，人们在睡眠状态下有两种完全不同的状态：一种叫作快波睡眠，也有另外一种名称——快速眼动睡眠。顾名思义，就是人在睡着的情况下，眼球转动的速度很快，其大脑也非常活跃，而人在做梦时就会出现这样的情况。

另一种状态是叫作慢波睡眠，它是第一种状态的深化，睡眠人进入了更深的无意识状态。科学家们发现，快波睡眠和慢波睡眠的作用是不一样的，两种状态也在睡眠的过程中交替出现。

科学家们比较一致的看法是，睡眠是让大脑和小脑休息的。动物需要休息，而没有大脑的植物不休息；人体的有些器官，如肝脏，是不休息的。这表明睡眠是整个脑部特有的现象，至少慢波睡眠可以使脑部修补自由基所造成的损害。自由基是新陈代谢的副产物，可损伤人体细胞。其他器官可以通过放弃和替换受损细胞来修补这种损害，但是脑无法这样做，只能让人进入睡眠状态，尤其是慢波睡眠状态，人体组织才能利用这段难得的"闲暇时间"进行"抢修"作业。那么快波睡眠又有什么作用呢？有些研究者提出，这是脑部在进入慢波睡眠之前所做的"准备动作"和"整理动作"，是对慢波睡眠的补充。也有研究者不同意这种看法，认为快波睡眠可能与早期脑部发育有关，但持这种观点的科学家还没有找到令人信服的证据。

睡眠的重要性毋庸置疑，那么，假如我们人类不睡觉呢？我们都知道这样几个事实：一个普通人的基本生存的边界很早就家喻户晓了：在没有空气的情况下，人仅能存活3分钟；在没有水的情况下，人能活3天；在没有食物的情况下，人能存活3周。那么，人在连续多久不睡觉之后才会因此毙命？

经过论证，人不睡觉大约10天就会死亡。人类最长不睡觉的记录是264个小时，这个记录由一个高中生在1965年创造，在11天之后他将要睡着时，基本上已经进入了无意识状态。

关于睡眠对人身体的作用早已毋庸置疑，不管睡眠时间长短如何，睡觉是人必不可少的行为之一。通过睡眠休息，人体可以促进体内组织的生长和修复，从而消除体力疲劳。不仅如此，睡眠还可以消除精神疲劳从而缓解压力。所以，如果人长期间不睡觉，精神和身体将会受到双重严重伤害，必然影响生命。

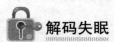 **解码失眠**

据称，空军飞行员在被剥夺睡眠3~4天之后，会进入一种精神错乱的状态，而且会因为突然进入睡眠而导致飞机坠机。即使只有一个通宵没有睡觉，也会晕晕乎乎地像喝醉了一样。

因此，我们在生活中，无论工作和生活再忙碌，也要注意休息，保持充足的睡眠，不可挑战自己的身体极限。只有休息好了，才能以更饱满的精神状态投入到工作中。

二、失眠有几种类型

我们都知道，绝大多数人每天都要睡眠，睡觉是人体和大脑休息的一种方式，但是人们对于每天都要进行的睡眠活动却知之甚少。大多数人都认为，睡眠是一个被动的过程，而其实，睡眠是我们大脑的主动行为，与人的大脑有着紧密的联系。不过，迄今为止，科学家们仍然在研究和探讨人类的睡眠是怎样发生的这一问题，既然睡眠如此的重要，也一定具有很大的功效，因此睡眠最基本的功能就是消除疲劳，恢复体力。

近年来，科学家们通过研究发现："健康的体魄来自睡眠，高品质的睡眠是提高免疫力的关键，是抵抗疾病的第一道防线。"除此之外，一个人的记忆力、判断力、对问题的分析能力以及反应敏捷的能力，都与人的睡眠质量有着密切的联系，其中影响最大的就是人的记忆力了。尤其对于处在生长发育期的儿童和青少年而言，睡眠质量在很大程度上影响了智商的高低、成绩的好坏。科学实验证明，一个人，如果长期睡眠不足，记忆力会减弱，大脑的记忆系统对新技能、新知识的吸收将会遇到很大的阻碍。反之，倘若拥有充足安稳的睡眠，就能够迅速地提高人的记忆力。

然而，随着社会的飞速发展，生活和工作的节奏越来越快，从而也导致越来越多的人产生了睡眠障碍。并且失眠已经困扰了不少人，美国国家健康组织病程时间的长短，把失眠症分为三种：短暂性失眠（短于一星期）、短期性失眠（一到三星期）及长期性失眠（长于三星期）。此种分类方法沿用至今。虽然美国睡眠医学会已对此时间的长短有所更改，但其基本的精神不变。

（1）短暂性失眠。几乎每个人都曾有过短暂性失眠的经历，如遇到一些让我们紧张的事（如考试或会议）、情绪上的激动（如兴奋或愤怒的事情），都可能会造成你当天晚上有失眠的困扰。另外，生活环境变化，比如，跨时区造成时差的反应，也会影响到我们的睡眠质量。

（2）短期性失眠。这与第一类失眠有所相似，但时间较长，如遇到生活的变故，例如，丧偶、离婚、男女朋友分手等，此类问题皆会造成一时情绪上的冲击，其平复所需的时间往往需要数星期。

（3）长期性失眠。这一类是患者到失眠门诊求诊中，最常遇到的疾病类型，其病史有些长达数年或数10年，必须找出其潜在病因，才有痊愈的希望。

钱先生如今事业有成，家庭幸福美满，妻子也是事业单位的骨干，他还有个可爱的儿子，学习上面也从不让钱先生操心。在外人看来，钱先生应该生活幸福，毫无烦恼，但实际上，钱先生却长期失眠，总是会做一些噩梦，受到困扰的他不得不来寻求心理医生的帮助。

后来，在专家的催眠式引导下，钱先生说出来童年那些不愉快：曾经，他有个幸福的家庭，父母都是知识分子，他有个可爱的弟弟，他常常带着弟弟和周围的小伙伴们嬉戏，说到这里，钱先生嘴角还露出一点微笑。但后来，命运跟他和他的家庭开了个玩笑，在一次车祸中，他的父母双双丧生，剩下兄弟俩相依为命，直到成年后，钱先生凭借着自己的努力在事业上取得了一定的成功，也拥有了一个幸福的家庭。可是，他不快乐，这种挥之不去的痛苦来自弟弟。钱先生的弟弟阿强是个烂泥扶不上墙的人，由于仕途不顺，他自暴自弃，还沾染上了赌博的恶习，并且习惯了对哥哥的依赖。钱先生一次又一次地替他还清赌债，善后之后都无比痛苦，他内心很挣扎，弟弟的不争气让他屡次想放弃帮他，可是每次这种念头出现时，就会梦见去世的父母。梦里的他常常觉得愧对父母而大哭，在矛盾心理的折磨之下，钱先生患上了轻度的忧郁症。

对于钱先生的痛苦，心理医生给出了以下建议：

让他的弟弟也接受心理咨询，认识到自己已经不是孩子了，不能一辈子在哥哥钱先生的保护下生活，认识到自己早已成人，应该承担自己应尽的责任，为自己的行为负责。钱先生需要将父母与弟弟区分开，明白父母已经离去，自己不是弟弟的父母，不需要承担父母的责任。他的家庭是幸福的，享受和家人在一起的时光，和他们分享自己的感受，而不是把注意力放在已经成年的弟弟身上。

这个案例中，钱先生的失眠类型就是长期性失眠，对于这一类型的失眠，需要求助于专业人士，才能对症下药，给予治疗。

失眠通常伴随着一些复杂的心理因素，或者是来自于外界，或者内在的压力，假如可以自行调节的，是能获得好的效果的。短暂性的失眠，在很多情况下是没有明显的身心症状的，治疗起来难度也大得多。除了对其进行心理干预或者行为治疗外，还可搭配使用催眠法，让患者自己明白失眠的原因，并帮助其学会排解自己的个人负面情绪或者心理压力。

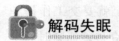

解码失眠

　　不少人深受失眠的困扰，但失眠的种类有很多，每个失眠者都应该根据自己的失眠时间长短来判断自己的失眠状况，然后对症下药，找到克服失眠的方法。

三、充足睡眠的重要性你知道多少

　　在现代社会，对于大部分人来说，每天大部分的时间都是放在工作上，休息时间越来越没有规律，不少人甚至连吃饭都是凑合，而早睡对于他们来说更是不可能了。他们恨不得"将每一分时间和每一点精力都留给工作"。这些人往往只看重一时需求，却忽视了长远的影响；只注重工作时间的累计，却忽视了工作效率的提高。其实这样的做法并不科学，不利于压力的及时释放，非但难以促进工作，反而会使你的工作效率大打折扣。

　　事实上，对于每个人来说，充足的睡眠都是极为重要的。

　　研究证明，与那些经常"开夜车"的人相比，早睡早起的人精神压力较小，而且其健康程度较高。科学睡眠时间是22：00~22：30分，半小时或一小时进入深度睡眠，午夜到凌晨3：00是人体自然进入深度睡眠的最佳时间，这样才能保证第二天工作精神百倍。

　　因此，我们任何一个人，一定要明白，真正的高效率不是熬夜熬出来的。我们一定要懂得休息，只有劳逸结合，才能有更高的工作效率。

　　有过登山经历的人也许会有一样的体会，那就是：山很高，需要分好多步才能登顶，最关键其实就是在中途，一旦停不下来休息，那么就必然是在最接近终点的时候落下。在工作中，我们适时调整自己休息也是必需的，一个真正会工作的人是不会打疲劳战的，而是懂得充足的休息才有更充沛的精力。

也许有些人会认为，我有太多的工作要做，或者是马上就要交工作任务了，没时间等了，于是，他们会选择夜以继日地工作。争分夺秒地抓紧时间工作固然是好的，但要保证工作效率。拼时间、搞疲劳战术不可取，这样会影响工作效率，因此，我们要注意劳逸结合。具体来说，我们可以这样做：

1.学会有条理地工作

你应该合理分配工作、休息的时间，做到劳逸结合，把握好生活节奏。以销售工作为例，也是要进行合理安排的，如出发前，你要做足准备工作、多了解客户的资料和产品信息等，只有做到这些，才能在销售时做到有的放矢，避免时间的浪费。

2.多锻炼，保持充沛的精力

不知道你有没有这样的体验：当情绪低落时，去参加一项自己喜欢又擅长的体育运动，可以很快地将不良情绪抛之脑后。这是因为体育运动可以缓解心理焦虑和紧张程度，分散对不愉快事件的注意力，将人从不良情绪中解放出来。因此，如果你在工作中感到累了，就做做运动吧，适量的体育运动可以消除疲劳，减少或避免各种疾病。

3.掌握一些提高睡眠质量的方法

我们必须坚持每天8个小时的睡眠，晚上不要熬夜，定时就寝，中午要坚持午睡，充足的睡眠、饱满的精神是提高效率工作的前提条件。

以下几点是提高睡眠质量的建议：

（1）平常而自然的心态。出现失眠不必过分担心，越是紧张，越是强行入睡，结果适得其反。有些人对连续多天出现失眠更是紧张不安，认为这样下去大脑得不到休息，不是短寿，也会生病。这类担心所致的过分焦虑，对睡眠本身及其健康的危害更大。

（2）寻求并消除失眠的原因。造成失眠的因素颇多，前已提及，只要稍加注意，原因消除，失眠自愈。对因疾病引起的失眠症状，要及时求医。不能认为，失眠不过是个小问题，算不了大病而延误治疗。

（3）身心松弛，有益睡眠。睡前到户外散步一会儿，放松一下精神，上床前洗个澡，或热水泡脚，然后就寝，对顺利入眠有百利而无一害。

（4）运动法改善睡眠。适度的体育锻炼会让睡眠更深，同时它也能在清醒时提供给人更多的动力。关键是量力而为，这样的话所需的睡眠时间还是会和平时一样的。当然，如果运动过度，就有可能需要较平时更多的睡眠周期来恢复体力了。

4.保持愉快的心情，和同事融洽相处

每天有个好心情，做事干净利落，工作积极投入，业绩高，睡眠质量也会提高。另一方面，把个人和集体结合起来，与同事保持互助和友好的关系，也会提升我们的工作热情。

因此，用持之以恒的精神拼搏、奋斗是我们必须具备的一种品质，但并不意味着要一刻不停地奔波与忙碌。适可而止，会休息才会成长。只会向前猛冲，而不懂得减速缓行的人，在人生的某个弯道处，一定会冲出跑道，损失更多。

解码失眠

我们高工作效率的人都要明白一点，单纯靠挤时间是没用的，只有充足的睡眠，才有高的效率，每个人一天都只有24小时，再怎么挤也有限。但是时间利用的效率是可以成倍提高的，只要我们睡眠质量提高了，提升的空间很大。

四、多长时间的睡眠是合理的

在生活中，我们经常说，要保持充足的睡眠，科学家指出，睡眠时间的长短也与寿命的长短有关。专家研究称，过短的睡眠与过长的睡眠似乎都能影响

人的寿命。据美国侨报报道，越来越多的人处于亚健康状态，究其原因竟是睡得不好。那么，人们多长时间的睡眠是合理的呢？这要根据人的不同年龄阶段来进行划分：

一般来说，新生儿每天除了吃奶和换尿布以外，其他时间都在睡，最少要睡18～22个小时；1～2岁的儿童每天睡13～14个小时；2～4岁的儿童每天睡12个小时；4～7岁的儿童每天睡11个小时；7～15岁的儿童每天睡9～10个小时；15～20的青少年每天睡8～9个小时；成年人每天睡8个小时左右；老年人约睡5～6个小时。

女性比男性的睡眠时间相对要多一些。

当然，上述睡眠时间只是一个参考时间，各人睡眠多少，还应根据自己的体格、营养状况、生活条件、环境、脑力与体力、劳动强度等综合因素来考虑。

随着社会的进步和物质文化生活水平的提高，如今人们的生活也逐渐丰富起来，再加上生活条件不断改善，人们的睡眠观念也正在发生改变。曾经人们强调的"日出而作，日落而息"的睡眠观念在发生变化，人们认识到时间的长短与睡眠质量没有绝对必然的联系了，取而代之的则是健康的睡眠，形成睡得香、睡得熟的这种量少质高的新观念。

有人根据我国现在的生活条件，提出中小学生（6～18岁）一昼夜睡眠最好别超过8个小时；19～55岁的青壮年一般不应超过7个小时睡眠；60岁以上的老年人一般应6个小时左右。

生活中的每个人，都应该根据自己的情况，制订出合理的睡眠计划，要有充足的睡眠。研究指出：每晚睡眠不足4个小时的成年人，其死亡率比每晚能睡七八个小时的人要高180%。

另有研究认为：睡眠不足对健康的危害是迅猛的，睡不够的人衰老速度是正常人的2.5～3倍，危害已经大大超过吸烟。

我们都知道，人们身体最好的休息方式就是睡觉了，睡眠不足危害很大，会影响人的记忆力、但能睡真的是好事吗？可能你还曾有过这样的经历：终于到周末了，为了奖励自己，周五的晚上，你早早地就上床睡觉了，顺便打算第二天再赖一赖床。但是，当你第二天早上醒来的时候，头脑似乎清醒不起来，甚至会有些头疼。很多人都想不明白，如果睡得太少会各种不爽，那补眠怎么也会这么难受呢？其实，睡眠过度的感觉和宿醉非常相似，因此科学家们也把它称为"睡醉"。

其实，睡得太多对健康不是件好事。睡眠质量的好坏直接影响着身体和大脑的发育。良好的作息习惯和睡眠卫生，能够促进大脑正常发育并得到充分休息。如果在睡眠环境良好的情况下，还是无法缩短睡眠时间，那么，你可能要去咨询一下医生了，因为这可能是发作性嗜睡症的表现，这种病会导致身体无法调节疲劳感因而睡得更多，更严重的还可能出现睡眠呼吸暂停。

那么，什么是睡眠呼吸暂停呢？睡眠呼吸暂停通常由气管阻塞引起，其结果就是打鼾。在一小部分人中甚至还会出现睡眠呼吸暂停，最终导致大脑缺氧而引发突然的喘息反应。除了这些可怕的症状以外，这种病对睡眠质量也有很大影响。当然，还有一些很明显的可以导致睡眠过度的原因，如酗酒、嗑药和抑郁，事实上，过度睡眠会让人更加抑郁。但不管原因是什么，睡得太多总归对健康不是件好事。

要想有高质量的睡眠，我们在白天应适度增加运动量，不仅可以增强体质，而且还能促进脑神经递质的平衡。白天的活动多了、累了，晚上也容易睡得深，对于失眠的治疗也有帮助。

🔒 解码失眠

睡眠时间太少或太多，都会引发种种不适，甚至导致疾病。不同年龄阶段、不同工作强度和身体状况的人都要保证充足的睡眠时间，当然，睡眠时间也不可过多。

五、长时间的睡眠不足会有哪些危害

现代社会，随着人们生活节奏普遍加快，睡眠不足已成为当今都市人的普遍现象，专家提醒，睡眠不足对健康的危害甚大，切莫小觑。

曾经有专家做了这样的实验：被试验者是11名身体健康的男性，实验的第一天晚上，他们被要求睡8个小时，此后的6个晚上每晚睡4个小时，最后7个晚上睡12个小时。

研究人员在不同的时段，对这些接受实验者的身体新陈代谢速度、影响血糖浓度的荷尔蒙皮质醇水平和心跳等指标进行测量，结果发现，在研究工作结束后，全部测试对象的血糖水平均上升，这些人的荷尔蒙也出现失调。所出现的这些情况，都是衰老的征兆，而且是导致肥胖，糖尿病、高血压及心脏病等病症的高危因素。

前面，我们已经分析过，每个人需要合理的睡眠时间因人而异，最好的衡量标准是在醒来之后感到精力充沛，睡得多并不一定睡得好，要讲究睡眠的质量。那么，长时间的睡眠不足会产生哪些危害呢？

1.记忆力减弱、健忘、反应能力差

研究表明，任何一个记忆力好的人，都有着高质量的睡眠状况，这是因为在人的大脑区域中，有一个叫"尖波涟漪"的部分，主要功能就是巩固人的记忆，这种脑波也负责从大脑海马体到大脑皮层传输所学到的信息。而"尖波涟漪"主要还是在人们处于深度睡眠的情况下才会出现。

另外，从人的学习能力和思维角度来说，睡眠都起着决定性的作用，长期睡眠不足的人更容易变得愚钝、反应能力差，进而导致学习和工作效率低。

2.影响人的判断力

我们发现，不少在工作中出现意外状况的人，都是因为睡眠不足。因为无法对事物做出判断，从而无法给出明智的行动。在现代社会，人们的生活节奏加快，很多人以牺牲睡眠时间来工作和学习，这样做是错误的，你可能会得不偿失。尤其是如果你正在从事一项以判断力为重的工作时，睡眠不足带来的影响将可能是个大问题。

3.加速皮肤衰老

如果你经常熬夜，你一定有这样的感触：你变得眼睛浮肿、肤色暗淡，还会出现很深的黑眼圈，而当你补充了睡眠之后，你的身体像马上补充了能量，而你的皮肤也开始变得光滑而富有弹性，这是因为高质量的睡眠能修复人的皮肤组织。

4.引发严重的健康问题

睡眠障碍问题以及慢性睡眠不足会患有这些疾病的风险：心脏疾病、心脏病发作、心脏衰竭、心律不齐、高血压、中风、糖尿病。据估计，有九成失眠患者（以难入睡和易醒为特点的人群）还伴有其他一些健康问题。

5.可导致抑郁症

随着时间的推移，睡眠不足和睡眠障碍也可能会引发抑郁症，睡眠不足、失眠与抑郁症之间都存在一定的联系。2007年，有一项调查人数为1万人的调查报告显示，那些患有失眠症的人发展成为抑郁症的概率比那些没有失眠的人高达5倍之多。实际上，失眠往往是抑郁症的先兆之一。

失眠和抑郁症是相辅相成的，睡眠不足会加重抑郁症的状况，而反过来，一旦患有抑郁症，也会让人难以入睡，治疗睡眠问题有助于抑郁症的缓解，反之亦然。

6.会导致体重增加

睡眠不足可能会增加人的饥饿感，促使食欲增加。据相关数据显示，每天睡眠少于6个小时的人，比每天睡7~9个小时的人更有可能成为肥胖者。胃内的饥饿激素可刺激饥饿感和大脑中的瘦素信号，从而抑制食欲。缩短睡眠时间会减少瘦素的分泌，提升饥饿激素的水平。睡眠不足不仅会刺激食欲，同时也刺激人体渴望高脂肪、高碳水化合物的念头。

7.容易引发事故

在很多交通事故中，睡眠不足占据了很大一部分。一个人在迷糊时开车的

反应速度等同于酒醉驾车的反应。据相关数据统计，在美国一年内，有10万起机动车事故及1500起交通伤亡是由于疲劳驾车引起的，而这些肇事者的大部分年龄为25岁以下的青年人。

8.增加死亡风险

英国研究人员曾经观察过一万多名英国公务员的睡眠模式在二十多年内，是如何影响他们的死亡率的。结果显示，那些睡眠从7个小时减少至5个小时甚至更少的人，其患有疾病致死的风险增加将近一倍。尤其要强调的是，缺乏睡眠可将其患心血管疾病而死亡的概率增加一倍。

睡眠不足及睡眠质量差的人群还容易发生工伤和意外。据一项调查显示，那些经常抱怨白天睡眠不足的工人发生工伤的概率较大，还频繁发生工作意外，因此他们请病假的次数也更多。

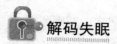
解码失眠

在生活中，我们每个人，无论工作和学习多忙、生活节奏多块，都要保证睡眠时间的充足，长时间的睡眠不足危害众多，而如果现在的你深受失眠困扰，就要找到失眠的原因，尽快寻求方法解决。

六、导致失眠的原因有哪些

睡眠对于人类身体健康的重要性早已被人们认可，无须再多说。然而，世界卫生组织调查，全世界将近30%的人都有睡眠问题，将近一半的人受到各种各样睡眠问题的困扰，还有不少人总是失眠。

所谓失眠，是指一些人总是难以入睡或者保持一定时间段的失眠，或者在第二天醒来时，没有感到自己重获精力或者睡足了。事实上，我们没办法根据一个人睡觉时间的长短来判断其睡足没有。因为每个人的情况不同，有的人一天只睡四五个小时就足够了，但是一些人却要睡上十几个小时。睡眠也并不是一种疾病，而是一种症状，就好像身体的其他部位产生了疼痛一样，只是某种疾病产生的症状。因此，我们必须找出具体的原因，然后加以治疗。

那么，失眠是怎样产生的呢？

1.身体因素

任何身体上的不适都有可能导致失眠。

2.心理因素

在心理疾病方面，如焦虑症、抑郁症，是会影响睡眠的，如果不治疗，睡眠也很难得到良好的改善。

3.特定事件引发的睡眠问题

因此，催眠师在为一些失眠病人治疗时，会引导他们回答以下几个问题，比如，"你是从什么时候开始失眠的？""在那之前的一段时间里，工作、生活中是否发生过什么事件？"在这一引导下，催眠师就有可能找到患者失眠的原因。

曾经有这样一个案例：

一位女性来寻求催眠师的帮助，她说已经失眠一个多月了，在催眠师的引导下，她进入了催眠状态，她道明了自己失眠的原因：原来在一个多月前，她的同事流产了，而她认为同事流产和自己有关，因为就在那段时间，她感冒了，随后，她的那位同事也感冒了，然后这位女同事就流产了，她认为同事流产的原因是自己把感冒病毒传给了同事，为此感到十分内疚，结果就失眠了。然而，她根本没有发现自己失眠的原因，直到被催眠师催眠后才找到了事情的真相。

4.无明显原因的失眠问题

一些人长期失眠，但身体也没有什么疾病，催眠专家把这种情况归结为压力造成的。这种压力通常包括精神压力、情绪压力和心理压力，而且这是短期内无法消除的压力。

我们再来看一则案例：

有一位五十多岁的女性来寻求催眠师的帮助，她也称自己长期失眠，经过了解，催眠师知道了她的一些情况，因为经济状况不好，夫妻离婚，她要供儿子上大学，所以不得不努力打工挣钱。

在催眠师为她做催眠的过程中，她身体始终处于紧张状态，放松不下来，尽管练习了很久，但依然做不到。

后来，在接受催眠后两周内，她可以好好地睡觉了，然后，两周之后，她又开始失眠。她的这种情况，催眠的确可以改善她的睡眠情况，但效果并不能持久，因为她的压力会把她重新带回紧张的状态。

失眠的表现有以下几种：

（1）入睡困难。

（2）不能熟睡。

（3）早醒、醒后无法再入睡。

（4）频繁从恶梦中惊醒，自感整夜都在做恶梦。

（5）睡过之后精力没有恢复。

（6）发病时间可长可短，短者数天可好转，长者持续数日难以恢复。

（7）容易被惊醒，有的对声音敏感，有的对灯光敏感。

（8）喜欢胡思乱想。

失眠会引起人的疲劳感、不安、全身不适、无精打采、反应迟缓、头痛、记忆力不集中等，它的最大影响是精神方面的，严重一点会导致精神分裂。按临床表现分类：①睡眠潜入期：入睡时间超过30分钟；②睡眠维持：夜间觉醒次数超过2次或凌晨早醒；③睡眠质量：多恶梦；④总的睡眠时间少于6小时；⑤日间残留效应：次晨感到头昏、精神不振、嗜睡、乏力等。

专家建议，要治疗失眠症，除了寻求催眠专家的帮助外，患者自己还能通过自我暗示进行调节。不管你是哪种情况，不管是长期失眠，还是偶尔的失眠，这个方法都可以帮助你缓解。

你可以就在睡觉前，躺在床上进行练习。或许在练习的过程上，你就直接进入睡眠状态了。如果你是长期失眠者，这个方法是要每天坚持练习的。

在所有的自我催眠练习前都需要先进行呼吸放松，你要做至少5个深长的腹式深呼吸，如果你是长期失眠，建议做不少于10个的腹式深呼吸，接下来开始从头到脚的身体扫描。这里要注意：一定要从头开始，而且是逐节扫描。

身体扫描的方法：把注意力放在身体的感觉上，只是去感受身体的感觉是什么，或许是感觉紧绷、酸疼、紧张等，不试图去消除这些感觉，也不是逃避这些感觉，而是持续地感受这些感觉，停留1~2分钟，同时有意识地放松这些部分。

身体扫描的顺序：头部—颈部—肩部—双臂—整个背部—胸部—上腹部—下腹部—后腰部—臀部—双大腿—双膝盖—双小腿—双脚。

最后放松，在你的意识里包含整个身体，呼吸放松整个身体，你会慢慢睡去。这个方法没办法治疗睡眠障碍，但可以帮助你改善睡眠质量。

解码失眠

失眠的原因有很多，白天工作压力大，神经过于紧张，睡觉时心情怎么也放松不下来，这些都是失眠的诱因，失眠是一件让人很痛苦的事情。失眠妨碍人们的正常生活、工作、学习和健康。

第二章

失眠的夜晚，你都在想什么

欧洲脑科神经学家Ｗ．Ａ．Ｈａｍｍｏｎｄ博士在1915年时曾写过一本书，书中指出："无法避免的失眠问题是来自文明的惩罚？"这句话的意思是，导致失眠的原因与其说是肉体上的，不如说是来自心灵上的。的确，在导致众多失眠的原因中，最为主要的还是人们的心理。事实上，前来需求心理治疗师和催眠师帮助的那些失眠者，都有这样那样的焦虑或痛苦的问题。但事实上，引发失眠的就是因为他们想得太多，我们要认识到一点，无论你现在想什么，无论你是否失眠，明天都会来到。所以，你的想法都是多余的，你最应该做得就是让心安静下来，然后踏实入睡。

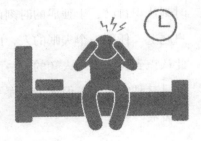

一、失眠的时候，我们更能触摸自己的心

生活中的你，不知道是否曾有这样的体会：很多时候，走在川流不息的大街上，看着熙熙攘攘、摩肩接踵的人群，我们突然间觉得很迷惑：我是谁？来这里干什么？然而，这些问题到了夜晚失眠时，答案自然就显现出来了。夜深人静，你辗转难眠，这些问题开始盘旋在你的脑海中，随着思维的逐渐深入，你开始能触摸自己的内心，看得清最真实的自己，而当你有了清晰的自我认识之后，心中自然踏实宁静，也能安然睡去。

在生活中，人们很难认清楚自己是谁，因而也就很难找到自己想要拥有什么样的生活，脚下的道路又是通往何方的。早在2000年前，古希腊人在德尔裴神庙的一侧刻上了"认识自己"警世之语。几千年了，这句话至今仍然在风雨之中傲视着世人。遗憾的是，迄今为止，人们仍然无法肯定地说自己已经实现了"认识自己"的远大目标。

先哲说："人生的真谛在于认识自己，而且是正确的认识自己。"然而，我们不是在喧嚣中认识自己，也不是在人群之中认识自己，而恰恰是在寂寞的时刻认识自己，于独居的时刻认识自己，犹如深夜的月光洒落在纯净无瑕的窗户之上。任何一个失眠的人，此时，都能做到静静地倾听自己内心的声音，以此认识到自己不为人知的另一面，这一面或许是为人处世中的不足与优势，或许是某种特长等，但无论是哪一方面，只要我们能及时探究出，就有利于自身的发展。

随着生活节奏的越来越快，竞争的越来越激烈，人们的物质需求越来越多。然而，假如你不能很好地认识自己，知道自己所真正追求的是什么，不知道人生的目标，那么，就很容易形成自满、自负、自我陶醉的心理，甚至还会产生虚荣的心理。在物质利益的诱惑面前，很多人把持不住自己，盲目地为了追求利益而做出很多有违人性的事情；还有的人虚荣心膨胀，喜欢哗众取宠、炫耀自己，无法客观地、正确地评价自己。与此相反，还有的人总是喜欢和比自己能力强或者物质条件好的人相比，很容易产生无能心理，觉得自己一无是处，因而自我贬低……可以说，我们在夜晚失眠时，才更易于接近我们的灵魂，从而帮助我们认识到另外一个自己，这是信仰的开始，是省悟的开始。

　　因此，我们不妨来看看一位失眠学生的日记：

　　我失眠很长一段时间了，真的很累。我知道，在大家心里，我是聪明、听话、成绩超棒的孩子，老师们都喜欢我。从小，我就是听着周围这样的赞扬长大的。周围的同学都很羡慕我，可又有多少人知道，我更羡慕他们。我知道自己并没有他们说得那么好，只是我不得不总是表现自己最好的一面。有时候，我多想做个无忧无虑的人，和其他同学一样疯玩一阵，直到大汗淋漓才停下来休息。小学里，下午第二节课后有长达半小时的课间，教室里只能留下值日生，其他人都在操场上活动。老师不允许我们剧烈运动，回教室若看到谁面红耳赤、气喘吁吁，便让他们站在门口，直到恢复平静才能进教室。尽管如此，同学们依旧先疯玩20分钟，剩下10分钟休息。而我，每次捧一本书坐在一边，却看不进什么东西。其实我也想和他们一起玩，但是我害怕。我害怕同学们说"好同学也不过如此，只会在老师面前装乖"，我害怕老师说"一点好学生的样子也没有"。每次听着老师的表扬、同学们的羡慕或不屑之词，我一阵苦笑。

　　有时候，我也想放下那些做不完的作业，好好地在周末休息，不往返于各种提优班之间。从小学三年级起，妈妈就提议问我是否要去上英语提优班。我真的不想去，其实我的英语学习才刚刚开始，我可不想基础还未扎稳就拼命"跑"。但是，我"很高兴"地答应了，妈妈也很高兴地为我报了名。于是，我越来越多的时间花在上课和写作业之间。纵然心中很无奈，但我知道我没有

拒绝的权利。与其被动接受，不如主动迎接，这样起码妈妈是开心的。

有时候，我也想放下顾虑，轻轻松松地学习，无论成绩如何，不受其他人的过度关注。每次考试，我都会尽心尽力，我的成绩与名次受很多人的关注。我不敢有稍稍的懈怠，不敢让自己的成绩下滑。每次我考试成绩都很好，父母也很高兴，我看上去也很高兴，可只有我自己知道内心的苦涩。

可能这是很多学习成绩优异的孩子们内心的声音，在荣誉光环的照耀下，他们不得不变成父母、老师眼中的乖孩子，但他们内心的苦涩、累、害怕失败，只有他们自己知道，也许，在失眠的夜晚，这种痛苦离他们更近。

在现实生活中，我们不可能毫无限制地做真实的自我，毕竟，人们常说，做人不能太单纯，应该懂得适度伪装自己。同样，不懂做人"心机"的人不仅没有内涵，还没有成功的欲望，只能是明里吃亏、暗里受气、千疮百孔，一辈子翻不了身。然而，夜深人静，尤其是失眠的晚上，为了让自己的心灵释压，让自己快乐，我们不必再伪装，完全可以做真实的自己，你会发现，原来，你也可以不受束缚。

然而，我们不难发现的一点是，在我们生活的周围，不少人总是习惯于灯红酒绿的生活，他们忽视了自己的内在潜力，看不到自身的强大力量，甚至不知道自己到底需要什么，不知道未来的路在哪里。于是，他们浑浑噩噩地度过每一天，一直在从事自己不擅长的工作和事业，以至于一直无所成就。因此，我们要做到的是倾听自己内在的良知的声音，寻找到属于自己的人生意义，然后勇往直前坚持到底。

🔒 解码失眠

我们每一个人都应该正确地认识自己，意识到每个人都有自己的长处和短处，都有自己拥有的而别人却没有的东西，都有属于自己的幸福。然而，闹市中的人们是听不到自己心底的声音的，在失眠的夜晚，我们才会思考和反省，从而以平静的心态坦然地面对生活。

二、你为何总是感到如此不安

孩时代的你，大概都有这样的体验：睡在母亲的臂弯里，你觉得更安全；和最铁的朋友谈心，你觉得很有安全感；而到了成年后，我们更是在寻求值得信赖的人，这样会让我们更安心。当我们受伤时，他能给你慰藉和照顾；当你遇到困难时，他能帮助你；当你为未来迷茫时，他能指点你……就是这样一个人，在我们心里很重要，因为他影响着你在生活中是否有安全感。这样一个人，当你一想到时，你就觉得他是——即便明天天要塌了，你也能安然入睡。而那些失眠的人，缺少的就是这种安全感。

实际上，不仅是对睡眠、安全感在我们的生命里起着至关重要的作用，而且它能让我们怀着轻快的心生活下去，而在那些成长与温馨和关爱环境中的人，安全感明显比那些成长环境不好的人高的多。我们发现，来寻求心理医生和催眠师帮助的人，看起来也总是坐立难安的人。

因此，如果从小就缺乏安全感的人，随着年龄的增长，是很容易失眠的。而如果他始终无法正视自己的这种心态，只会让自己越来越睡不着。

因为家境贫困，再加上爸爸酗酒，所以小菲的内心非常自卑。早在初中时代，记得有一次，小菲作为班长带领班级的几个骨干出黑板报，因此耽误了晚上回家吃饭的时间，因此爸爸去送饭给小菲。那天，小菲的弟弟正好生病了，所以，爸爸去得比较晚，都快上晚自习了才去。妈妈做了肉丝，用大饼包着让爸爸送给小菲。不过，让小菲惊讶的是，爸爸居然还带了一罐八宝粥。要知道，小菲和弟弟平时可是很少喝八宝粥的，所以，小菲坚持没有喝八宝粥，让爸爸带回去给弟弟。虽然爸爸给小菲送饭，小菲心里觉得暖暖的，但是，小菲也还是很生气。小菲很了解爸爸，只看了爸爸一眼，她就真的感觉爸爸又喝多了，眯缝着眼睛，话也特别多。因为爸爸酗酒，所以总是和妈妈吵架，给小菲的心里带来了很大的阴影。看到爸爸醉醺醺的样子，小菲根本不想搭理他。后来，同学问小菲，为什么爸爸对你这么好，还给你送饭，但是你却好像在生爸

爸的气呢。小菲无言以对，因为她不能告诉同学爸爸酗酒，给家庭带来了很大的伤害。就这样，小菲变得越来越敏感和自卑，她总是问自己，为什么我有一个酗酒的爸爸呢？因此，她不仅无法从家庭中得到安全感，甚至觉得自己在同学们面前矮人三分，虽然她的学习成绩始终在班级中遥遥领先。几年的时间过去了，小菲变得越来越沉默，常常夜里翻来覆去睡不着，三年的高中时间，她总是显得疲惫不堪的样子，人也瘦了十几斤，不过庆幸的是，通过她的努力，她还是顺利考进了一所师范院校。

在读大学期间，小菲和几个同学辅修了催眠课程，渐渐地她掌握了一些自我催眠暗示的方法，每当她为爸爸酗酒的事感到自惭形秽时，她就暗示自己："每个人都是独立的，爸爸有他喜欢的生活方式，我是我自己，我应该自信起来。"时间久了，经常暗示自己，小菲发现自己好像也有不少的变化。她发现自己很喜欢写文章，结果老师发现了她优美的文笔，便鼓励小菲参加文学社。小菲担心自己不行，迟迟没有答应。直到又发表了几篇文章之后，她才鼓足勇气参加了文学社。进入文学社不到一年时间，小菲就因为表现出色被大家推选为副社长。

在文学社中，小菲因为才华横溢，所以很受同学和老师的推崇。加上一直在学习自我催眠的方法，渐渐地她不再那么自卑。以前，因为爸爸酗酒，即使每次考试都是班级第一名，她也仍然觉得在人前抬不起头来。现在，因为出色的表现及优美的文笔，小菲慢慢地有了自信。随着年岁的增长，她意识到每个人都有选择自己生活的权利，别人可以建议，但是却没有权利干涉。因此，她不再因为爸爸酗酒的事情而自惭形秽了，也慢慢地能入睡，随着自信心的增强，小菲意识到自己在文学方面颇有才华，她不仅非常喜欢写作，也很喜欢阅读。在老师的引导下，她变得越来越乐观开朗，不仅把文学社搞得有声有色，而且发表了越来越多的文章。大学毕业后，小菲因为具有文学方面的才华，被学校保送某著名大学的中文系读研。而现在的小菲，心里踏实多了，每个夜晚，她都能安然入睡。

很难想象，小菲幼小的心灵因为爸爸酗酒承受了多么大的压力，甚至每次考试都是班级第一名也无法排解她的自卑心理。从某种程度上来说，爸爸酗酒的事情像一片阴云一样遮住了小菲的天空。而这种不安，是她失眠的主要原因，幸运的是，小菲是个懂得自我学习和进步的人，她也通过自己的努力，找到了自己在文学方面的特长，就这样，她渐渐地有了自信，对人生也充满了希望。

可以说，任何一个有失眠症状的人，可能在你的内心，都缺乏安全感。事实上，这一点已经被很多催眠师证实，而他们和患者沟通的第一步，也是为了帮患者解除不安感。因此，我们在日常生活中，都要和故事中的小菲一样，找到让自己不安的原因，然后逐步提升和调节自己，让自己摆脱不安，这样才能睡个好觉。

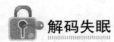

解码失眠

心理学家指出，我们可以对那些存储着重要的情绪信息的次感元进行修改，以此来改变人们的情绪。对于那些总是感到不安的人，要想改善睡眠，首先就是要找到问题产生的原因，将不安从内心赶出去。

三、想得太多，难免入睡困难

我们都知道，每个人的一生，大概有1/3的时间都放到了睡眠上，然而，几乎没有一个人真的了解睡眠是怎么回事。我们都知道睡觉是为了让我们的大脑得到休息，但我们不知道人为什么会失眠，人们为什么睡不着。事实上，不能入睡的原因有很多，如压力，重大生活事件，睡眠环境的变化，健康原因，等等。或者也许你已经好几年都没有得到足够的休息了，并且你已经把这种常态的疲劳当作了一种生活方式。

当今社会，随着人们生活节奏的逐渐加快，人们白天的时间似乎总是不够用，然后人们就开始利用夜晚的时间，而此时，充足的时间就受到了威胁——你可能会牺牲睡眠时间来工作或社交，或者躺在床上想想明天要做的事，而当我们爬上床时，你的头脑依然在思考，高速的头脑运转让你的头脑根本停不下来，而正是因为想的太多，造成了入睡困难。我们来看下面的案例：

小凯今年28岁，大学毕业之后已经整整6年时间了，小凯还没有一份正式的工作。在老家，这是相当没有面子的一件事情，因而常常被父母数落，被亲戚朋友嘲笑。因此，他暗暗下定决心，一定要考上工作，给自己争口气。

于是，他辞掉了做销售的工作，耐着性子，踏踏实实的学习了起来。眼看着考试的时间越来越近了，小凯的心里反倒没底了。按理说，他上学时候的基本功非常的扎实，再加上这一个月的埋头苦读，该掌握的知识基本上都已经掌握了，可是，他也说不清楚究竟为什么会这样，是不自信吗？

就在考试的前一天，他一整天吃不下饭去，到了夜里一点多，也还是睡不着，爸爸妈妈以为他得了什么病了，不断地嘘寒问暖，可是小凯就是吃不下去。妈妈安慰他说："小凯，你是不是担心明天的考试啊？"小凯望了妈妈一眼，没有说话。妈妈接着说："别担心，你不是已经复习的差不多了吗？担心什么啊。"小凯说："我也不知道，究竟怎么了。我就是担心今年要是考不上该怎么办啊。"妈妈说："那不是还有明年吗？今年考不上了明年再考。"小凯摇了摇头说："没有明年了，今年要是考不上，我就放弃不考了！"

看着小凯焦躁不安的样子，妈妈非常着急，可是一点办法也没有，就给自己的朋友打电话征求建议，小凯妈妈的朋友推荐她带儿子去做做催眠，也许能静下心来、平静地面对考试。

小凯对催眠并没有抵触心理，相反，催眠师认为他是一个很容易进入状态的人。后来催眠师打开了DVD，放了一首舒缓的轻音乐，缓缓的音律让小凯的心慢慢地平静了下来。

随后，催眠师对小凯进行暗示："我知道，也许在你的潜意识里，你还认为自己有很多需要学习的东西，所以暂时你不想被改变，但我想问问你的潜意识，在考试这一问题上，你真实的成绩是多少？每次模拟题是不是都几乎满分？"小凯轻轻地点了点头。"既然如此，所有的担心都是多余的不是吗？"小凯深深地吸了一口气，好像不那么紧张了。

当小凯从催眠状态清醒过来后，催眠师又为他分析了他的心情，小凯才发现自己如果真的这样继续担心的话，才会真的影响考试，所以他的内心慢慢安宁了很多。在从催眠室回来的路上，他就感到很困倦了，回到家他就踏踏实实地睡了一觉。

第二天的考试中，小凯发挥得特别好。

案例中的小凯之所以会失眠，就是因为想得太多，担心自己考不好，在得到了催眠师的帮助后，他的睡眠问题得到了解决。

从小凯的故事中，我们要明白，要想睡得踏实和安稳，首先就要放松自己。

我们要相信，始终有一个比我们大得多的力量让我们可以安稳睡到天明。托马斯·希斯洛普博士曾经在英国医药协会的一次演讲中就特别强调了这一点，他说："我从这些年行医的经验中，一个人要想入睡的最好方法就是祈祷。据我所知，一个有祈祷习惯的人，祈祷一定是安心宁神最好的方法。"

🔒 解码失眠

著名歌唱家和电影明星珍妮·麦当娜曾对我说："把自己交给上帝，然后放松你自己。每当我感到精神颓废而难以入睡的时候，我就会重读诗篇第23篇，让自己获得一种安全感。"避免失眠的主要方法之一就是放松自己，然后不去想太多。

四、踏实睡觉，生活哪有那么多烦恼

在生活中，我们每个人都会遇到一些烦恼，我们常常被这些烦恼困扰着，甚至会影响我们的生活，其中就有失眠，一些失眠者在夜间还总是被白天的烦恼困扰着，而其实，这些烦恼都是我们自找的。一个浮躁的人才乐于给自己找麻烦，你可以追寻美好的生活，可以追寻甜蜜的爱情，但你绝不可以自寻烦恼。

一天，某心理医生接待了一位长期受失眠困扰的女士，这位女士一来到咨询室，就开始抱怨，先是抱怨他的丈夫，她说她的丈夫不好好工作，接下来，她又开始抱怨她的孩子，说她的孩子不好好学习。总之，她有很多不满意的地方。等她抱怨完了，心理医生对她说："这位女士，您太追求完美了。"当她听到这句话后，非常吃惊地看着医生，过了好一会才说："孙医生，你认为我非常追求完美吗？可我并不这样认为啊！而且像我这样相貌也不好、学历也不高的女人，根本不会去追求完美的。"

心理医生说："你刚才跟我介绍过你的情况，你想想看，你的丈夫现在才三十几岁，但却有了自己的公司了，这已经是成功人士了，你为什么还认为不够好呢？而你的儿子，他才小学四年级，每次也能考个不错的成绩，您又为什么不满足呢？这不正是在追求完美吗？"听了医生的话后，那位女士很长时间都没有说话，最后接受了医生的说法。

过了一段时间，这位女士打来电话，她告诉心理医生，自从接受了心理医生的建议后，晚上再也不乱想了，睡眠质量也好了很多。

在生活中有很多这样的人，他们总是对生活现状不满，总是不断追求完美，有的人表现为对自己要求特别严格，而另外一些人则对别人非常严格。但总体表现，就是看不到生活中美的一面，他们的脸上总是愁云密布，而最困扰他们的，就是睡眠问题了，他们常常把白天的烦恼都带到床上，而这就导致了他们的内心无法安宁，最终无法入睡。如果他们能转个角度，那么，生活中便

处处充满美好。就如上文中那位女士一样，在心理医生的点拨下，她看到了
"儿子学习成绩不错""自己事业有成"这两点。

因此，大多时候，人的烦恼都是自找的，有些问题其实根本不是烦恼。举
个很简单的例子，你已经是一名主管，管理着很大一批人，但你却一直觊觎经
理的职位，但你没料到的是，这一职位却被一名资历不如自己的人拿到了，你
心里很不痛快，但你忽视的一点是，主管的职位已经是很多人羡慕的了，再说
位高烦恼多，经理也有经理的烦恼，而且经理的烦恼未必少。还有的人为钱而
烦恼，有了一万想两万，有了两万想三万……还是烦恼，可惜你除了想过钱多
有钱多的得意，有没有想过钱多有钱多的烦恼，钱少的或许没有钱多的那么神
气，但钱少的也没有钱多的那么多担忧，平民小户没有大富人家对盗贼绑架的
担心，恐怕也少有为争夺家产使兄弟反目，甚至相残的悲哀。

当我们在为种种苦恼之事感到失落甚至掉泪时，其实快乐就在身边朝我们
微笑。做一个快乐的人其实并不难，拥有一个幸福的人生也很简单，只要我们
不自找烦恼。

从前，佛祖遇到了一个不喜欢他的人，这个人连续几天都跟着佛祖，并用
各种方法辱骂佛祖，但奇怪的是，佛祖似乎没听到这些似的，从不跟他计较。
这个人很纳闷，便问佛祖是怎么做到的。

佛祖则反问道："若有人送你一份礼物，但你拒绝接受，那么这份礼物属
于谁的？"

那个人答："属于原本送礼的那个人。"

佛祖微笑着说："没错。若我不接受你的谩骂，那你就是在骂你自己。"

那个人恍然大悟，摸摸鼻子走了。

这里，佛祖则要告诉我们的是，只要你对别人给你的烦恼采取不理、不
睬、不接受的态度，那么无论别人如何谩骂你、如何对待你，都影响不了你的
快乐，夺不走你的高兴。也就是说，生气其实就是拿别人的错误来惩罚你自
己，真正的受害者也是你自己。因此，不要扰乱了自己的心，烦恼往往都是自
找的。只要你不接受"烦恼"这份礼物，任何人都破坏不了你的好心情。

美国心理治疗专家比尔·利特尔经过研究认为：一个人若有以下心理或做法，必定会促使其自寻烦恼、无事生非，甚至导致失眠。

1.总把原因归结于自己

你是不是认为，别人不喜欢你是因为你的原因？你是不是认为，同事被上级领导批评也是因为你的原因？把消极原因都归结于自己，那么要不了多久，你就会烦恼成疾。

2.喜欢做白日梦

最可怜、可悲的人莫过于那些总是做白日梦的人，如果你不重新调整你的目标，那么，那些无法实现的目标同样让你烦恼不断。

3.盯着消极面

不要总是把眼光放在你曾经受到的多少次冷遇上，也不要总是计算自己吃了多少次亏，如果你这样做，你就会运用这种消极的思想方法来给自己制造烦恼。

4.制造隔阂

你从未赞美过他人，总是挑刺儿、埋怨，好与人争论，这是制造隔阂、自寻烦恼的妙法。

5.总是拖延

问题一旦出现，你就要解决，因为此时解决很容易化为乌有，而如果你采取拖延的方法，那么，问题只能像滚雪球一样越滚越大，最后一发不可收拾，因为不要认为"如果错过了解决问题的时机，索性再往后拖拖。"这样，只会使问题变得更糟，必定会导致你的忿怒和苦恼埋在心底几个月甚至几年。

6.把自己摆在殉难者的位置

比如，你可能经常会听到一个家庭中的主妇们会这样抱怨："没有一个人真正心疼我，对我们家来说，我不过是个仆人而已。"而男人们也会抱怨："我的骨架都累散了，谁也不把我当回事，大家都在利用我。"要知道，经常这样想，必定会使你烦恼异常，而且还能使周围的人感到讨厌，令你的感觉变得更糟。

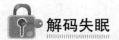 **解码失眠**

　　世界上没有一个人因烦恼而获得过好处，也没有一个人因烦恼而改善过自己的境遇，但烦恼却在随时随地损害着我们的健康、消耗着我们的精力、扰乱着我们的思想、减少着我们的工作效能和降低着我们的生活质量。其实，做一个快乐的人并不难，拥有一个幸福的人生也很简单，想要拥有好质量的睡眠更不难，只要我们摒弃烦恼。

五、你失眠与否，明天还是会来到

　　如果你经常睡不好的话，是不是因为总是担忧明天的事呢？如果你确实如此，那么，你的失眠完全是杞人忧天导致的。的确，人生在世，谁都希望自己明天走得是一条光明的康庄大道。但事实上，明天还未到来，我们过多的焦虑也毫无意义，还不如着眼当下，努力充实好现在，而夜晚你最该做的事就是睡个安稳觉，只有这样，你才能以充沛的精力面对第二天的生活和工作。

　　事实上，任何一个为担忧明天而失眠的人都要记住一点，无论你失眠与否，明天都会来到，太阳也会依然升起。

　　接下来，我们看看一位失恋女孩的心声：

　　刚开始的几天，心里面真的很难受，我是一个很固执的人，认为自己再也走不出记忆了。现在我都不太清楚那些天是怎样过来的，曾经我强迫自己睡觉，可是越是这样，那些画面在我的脑中越清晰。悲伤、难受这些词根本无法诠释我当时的心情，也不知道是从什么时候开始，我接受了这个事实，不再刻意地去想以前，更不去想以后没有他的日子我该怎么办。我努力地生活，努力地让自己快乐，我关心着身边的每一个人。渐渐地让自己走出来了，偶尔听别人提到他，也忍不住去关心一下他，但是我知道这已经与爱情无关了。

恐怕很多人在爱情路上都曾经受过伤，也都有过这样一段"疗伤"的经历。面对失恋，即便你再难过，也要记住，无论如何，明天都要来到，所以，还不如让心安静下来，睡个安稳觉。

在生活中，可能你现在担心很多问题，比如，如何才能让领导和同事喜欢你，如何以最快的速度晋升，甚至还会担心自己的婚姻问题等，但你需要记住的一点是，应把握当下，而到了夜晚，你就要让自己的心安宁下来，只有这样，才能安然入睡。

其实，我们早已知道，烦恼除了让我们的身心健康受到威胁外毫无益处，我们的生活中也从未有人因为烦恼而改善过自己的生活状况，因此，我们不妨抛却烦恼做个快乐的人。做一个快乐的人其实并不难，拥有一个幸福的人生很简单，只要我们懂得珍惜今天，把握好今天，放下焦虑。

我们若想获得一个成功的人生，不仅要积累基础知识，而且也要修炼你的心性，好心态的人总是能调节身心，所以他们很少为失眠而苦恼，他们深知高质量睡眠的重要性，他们总能全身心投入当下的生活和工作中，未来靠的是现在，现在做什么，怎样做，要达到什么目标，才能决定未来是怎样。

那么，总是为明天担忧的失眠者该怎样才能做到让心安宁、不再忧虑呢？

1.尝试着让自己安静下来

如果你的心无法安静的话，你可以尝试着先换一下环境，然后闭上双眼，做深呼吸，慢慢地放松，多尝试几次会好一点。

2.尝试着问自己，是什么让自己变得这样

如果你因为想一个问题想得太过于复杂的话，可以尝试着问自己，自己想这个问题究竟是为什么，是什么让自己变得这样，多问几次后，自己就可以了解自己的困惑，从而就会从心底去除这个杂念。

3.养成良好的睡眠习惯

如果你是"夜猫子"型的，奉劝你学学"百灵鸟"，按时睡觉按时起床，养足精神，提高白天的学习效率。

4.学会自我减压，别把成绩的好坏看得太重

一分耕耘，一分收获。只要我们平日努力了，付出了，必然会有好的回报，又何必让忧虑占据自己的心头，去自寻烦恼呢？

5.学会做些放松训练

舒适地坐在椅子上或躺在床上，然后向身体的各部位传递休息的信息。先从左脚开始，使脚部肌肉绷紧，然后松弛，同时暗示它休息，随后命令从脖子、小腿、膝盖、大腿，一直到躯干部休息，之后，再从脚到躯干，然后从左右手放松到躯干。这时，再从躯干开始到颈部、头部、脸部全部放松。这种放松训练的技术，需要反复练习才能较好地掌握，而一旦你掌握了这种技术，会使你在短短的几分钟内，达到轻松、平静的状态。

总之，如果你心中忧虑无法安宁下来时，相信以上几点方法能帮助到你。

当然，要放下为明天担忧的苦恼，还要树立积极乐观的人生态度，就要从自身做起，培养出一种艰苦奋斗、开拓进取的精神品质。要树立积极乐观的人生态度，就必须把个人的成长与社会的发展紧密地结合起来，从个人狭小的生活天地里走出来，从而实现崇高的人生目标。

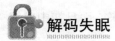
解码失眠

对于不少失眠的人来说，他们总是为明天而忧虑，担心明天的生活，明天的工作，但实际上，这只不过是杞人忧天，我们谁也无法预料到明天，我们所能掌控的只有当下。

六、别一味地放大你的痛苦

在生活中，我们每个人都有痛苦，痛苦或大或小，心态好的人懂得调节自

己，所以他们不会为失眠困扰，而也有一些人，总是放大痛苦，无法消解，然后为痛苦烦恼，导致失眠。所以，失眠者只有先排除内心的痛苦，才能克服失眠。

有个笑话说，一位农妇在收鸡蛋时，不小心打破了一个，她想：一个鸡蛋经孵化后就可变成一只小鸡，小鸡长大后成了母鸡，母鸡又可以下很多蛋，蛋又可孵化很多母鸡。最后农妇大叫一声："天啊！我失去了一个养鸡场。"

这农妇看来着实有点可笑，但在现实生活中像农妇这样的人却大有人在。

比如，夫妻二人，在亲朋好友的祝福下走入婚姻的殿堂，两个人难免有磕磕碰碰的时候，拌几句嘴也属正常。可偏偏有人钻了牛角尖，将拌嘴升级为打斗，本来可亲可爱的人露出了凶恶面孔，即使战火息止，但难免伤了感情，甚至闹到以离婚收场……

刚上学的孩子学习速度慢，几个星期下来，大字不识几个。看着自己的孩子不如别人家的聪明，想想他今后糟糕的学习成绩，一直想下去，那上大学肯定有问题，上不成大学，哪里来的好工作——父母亲便如热锅上的蚂蚁坐卧不安。对孩子没有了好声气，夫妇之间也少不了要互相报怨……面对如此让人烦心的问题，再坚强的心也会被击垮。但这样的父母也未免太有"远见"了。孩子还小，理解力有限，也许一个偶然的提示就能让他转过弯来，而且初中成绩差，上高中突然成了优等生的事例也不少。

再比如，人到老年，容易瞎捉摸，会"想象"出很多痛苦。如退休金没人家多；住房没人家宽敞；孩子的工作没人家的孩子好……放大痛苦，结果是有百害而无一利。

在朋友面前说错了一句话，使你后悔万分陷入深深自责中，担心朋友从此对你有看法。你工作很努力，但评优晋升没你的份，于是闷闷不乐，总感觉上天不公？亲人突遭不幸，你感觉天像塌下来一样，自己被巨大的痛苦包围着，无法呼吸，甚至无法再生活下去……

我们总觉得活得很累，我们总有宣泄不完的痛苦，这是为什么？原因很多，但原因之一肯定是我们常犯一种错误——放大痛苦。而我们之所以会放大痛苦，也是有一定的心理原因的，那就是太在乎别人对我们的看法，我们都把这个世界看成以"我"为中心的，所以常常把失败扩大。常常因为小小的事情而觉得自己罪大恶极，把愁眉苦脸的面具戴在脸上，带着这样的坏情绪生活，我们又怎能快乐起来呢？

夜晚辗转难眠时，你不妨告诉自己，"我只是一粒沙子"，我没那么重要，无论遇到什么，其实都没有什么大不了的。对于宇宙来说，我们不过是沙漠中的一粒沙子，何必要把自己的苦处放大。

在面临不幸的时候，如果一味地放大痛苦，问题就会越来越糟，如果辩证地想一想也许就豁然开朗了。

任何人都难免失误，但正确面对失误，把失误局限化，并积极寻求解决和弥补的办法，这才是我们应有的生活态度。

卢梭说过："除了身体的痛苦和良心的责备以外，一切痛苦都是想象出来的。"俗话说得好：生活像面镜子，你哭它就哭，你笑它就笑。让我们生活中的笑更多些，千万不要放大痛苦。

生命仿佛是一个神秘的原始森林，有时，我们谁也不知前方是什么，只是不停地追求、探索。挫折就是森林中的野兽，不知什么时候就会侵占你的领土。痛苦是心灵中的一株野草，在挫折"光顾"你的领土时，痛苦若是过度繁殖，那么它就会占据你心中的阳光，水和空气，你心中的快乐、希望和幸福就会消失。

因此，当我们下一次遭遇挫折时，我们应该告诉自己："不要放大痛苦！"

🔒 解码失眠

绝大多数人都背负了过重的忧愁和苦痛，因而导致失眠，我们常把自己轻易放进痛苦之中。当你苦恼之时，想象自己是一粒沙子，自己是微不足道的，让事情褪去夸大的外衣，还原成本来的样子。很快地就会听到内心的声音，找到应该走的路，也就能免除失眠之苦了。

七、你在恐惧什么

几乎我们每个人都有自己恐惧和害怕的事物，如恐惧死亡、恐惧黑暗、恐惧某些动物等，这是人的天性，但如果我们在夜晚休息时，脑海中依然盘旋着这些恐惧的事物，很可能会导致失眠。在一般情况下，有些人因为恐惧某些事物而难以入睡，一般几天会自愈，而如果长期为此失眠，你就要寻求解决的办法了。

奇奇今年18岁了，刚上大学的他和同学相处融洽，但就是有一点，他晚上总是失眠、睡不着，而如果开着灯，似乎好点，到了熄灯时间，他只好自己打开手电筒，就这样，他打扰了室友们的休息，后来，他不得不回家住。父亲意识到儿子的睡眠障碍必须要调整，于是，他强制儿子晚上去地下室，谁知道，他竟然昏倒在地下室。

后来，父亲不得不带儿子去看心理医生，在医生的鼓励下，奇奇说出了自己的心里话。原来，在他很小的时候，有一次，他和邻居家小朋友一起玩，对方给他讲了一个鬼故事，这个故事说的是一个巨人专门吃十岁以下小孩子的心，然后还会喝他们的血，挖他们的眼。听完故事后他满怀恐惧蹒跚归家。

过了几天，他和几个小伙伴从游戏厅回来后各自准备回家，他经过一条没有灯的巷子，在巷子里，他发现一直有个巨大的身影跟着自己，他吓得一身冷汗，还没走出巷子，他已经晕倒了。醒来时，他已经在家了，他问父亲："我的心还在不在？"当时，他的父亲没有留意孩子为什么会这样问，只觉得好笑。

再后来，他听说某家住宅的地下室，一对男女曾做了丑事，被人发现，结果女的羞愤自杀。不道德的行为和罪恶的感觉以及黑暗、地下室连在一起，使他产生了对黑暗的恐惧。

故事中的奇奇之所以失眠、不敢关灯睡觉，其实是因为对黑暗的恐惧。这种对黑暗的恐惧大半是从幼年期开始的。因为在此期间，儿童们最爱听有关鬼、神的故事。而通常来说，这类故事的背景、内容及人物的出现，又常常是在晚间或平常人所看不到的黑暗中，以显示神秘性。

久而久之，在孩子们幼小的心里，便形成了一种心理定式，那就是妖魔鬼怪都是出现在黑暗中的，就形成了对灯光的依赖，导致不敢关灯睡觉。没有灯光，就更容易失眠。其次，在某一黑暗的情境中意外遭遇到可怕的事情，或在黑夜做了一个噩梦，这些恐怖的经历未能及时排遣，也可能造成对黑暗的恐惧。

除了对黑暗的恐惧，让人们感到恐惧的还有死亡，尤其是到了夜间，恐惧更加明显，进而导致无法入睡。

老李是一个单亲爸爸，带着儿子生活，这天，老李来到了心理诊所，他道出了压抑自己三年的心病：

三年前，一位同窗好友因交通事故突然去世。到殡仪馆的时候，我就感到心口非常疼，还觉得口干、心慌、胸闷。随着时间的流逝，我心中的悲痛已慢慢地淡化，但殡仪馆的那些场景却一直残存在我的脑海中。说实话，三年来，我没有睡过一个好觉，一到晚上，我就感到恐惧，眼睛一合上，所有的场景就会再现，整晚都无法入睡。但有人陪着的话，我能睡着。可是别人不可能天天陪着你。一个人时，要么得开着灯，要么电视通宵播放，这样才不会害怕得那么厉害。

当然，白天人多，又有工作，我不害怕。就是到了晚上，房间里冷冷清清的，我的脑海里便不由自主地想起殡仪馆的阴森来，以至于无法入眠。

这几年来，不管何时何地，我只要看到别人胸戴白花、臂缠黑纱，就会感到胸闷心慌、头昏目眩，有时路过殡仪馆门口也感到恶心头晕。这件事情已困扰我很久了，我真不知该如何摆脱。

听到老李的陈述后，心理医生建议他："任何人都会恐惧死亡，但你的这种恐惧已经影响到了生活，需要做心理调节。不过我还是建议你在家进行自我调节。首先要调整好心态，不要刻意去想'我会不会害怕'；其次睡前可进行一些放松练习，如做做瑜伽；再次，前期可以使用小夜灯'壮胆'；另外，也

可养些宠物做伴……"

案例中的老李之所以会产生这样的恐惧，就是因为参加葬礼时受到了一定的刺激，葬礼是导致恐惧的刺激条件，而类似的白花、黑纱等则属于无关刺激。由于恐惧情景的延伸，白花、黑纱甚至殡仪馆、陵园、哀乐声等也成了恐惧物。

老李经过了好友的葬礼后，心理上便产生了对事件严重性的想象，如担心自己也会像好友那样突然死去，再加上有意回避，拒绝看白花、黑纱等。这在他的心里已经形成了固定的概念，一想到这些事物就感到恐惧，时间越长，这种感觉就越重，今后如果再想以正常心态接触这些事物就非常困难了。

著名的哲学家罗素提出过这种缓和恐惧情绪的技巧，即只要你坚持面对最坏的可能性，并怀着真诚的信心对自己说"不管怎样，这没有太大的关系"，你的恐惧情绪就会减少到最低限度。

对于死亡、黑暗等的恐惧，专家给出了以下建议：

对于已经存在的恐惧事件，与其逃避，不如正视它并改变它。观念上要明确，只有面对才能消除恐惧。你必须鼓起勇气去正视，开始时你可能会有些恐惧不安，但经过几次尝试后，这种恐惧感就会慢慢消失。如果单独练习不能奏效的话，可让你的家人或朋友陪着练习，必要时找心理医生进行咨询。

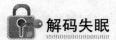 解码失眠

消除任何恐惧的唯一方法都是正视它，只有正视才能克服。无论是黑暗还是死亡，都是再正常不过的现象，摆正心态，你的心就能安定，也就能踏实入睡。

第三章

睡不着时，也别滥用药物治疗失眠症

据报导，在生活中，有90%以上的成年人都有过失眠的情况，但这并不意味着你就得了失眠症，因为失眠很普遍，所以也未必需要采用催眠药物治疗。而如果你持续失眠，且已经对身体、精神、心理、工作、学习等已有影响时，则需要用安眠类药物干预治疗，不能因为对催眠药物有偏见或者害怕起副作用而让病情延误。要明白长期失眠对身体的危害远比用药物大得多。只要合理使用催眠药物，其对身体的影响应是利大于弊。

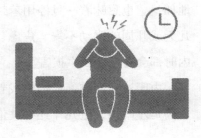

一、什么是安眠药

提到失眠，就不得不提催眠药，在治疗失眠症的过程中，一些人会使用这一药物，那么，什么是催眠药呢？催眠药是指能诱导睡意、促使睡眠的药物。常用的催眠药对中枢神经系统有抑制作用，小剂量引起镇静，过量则导致全身麻醉。

催眠药对中枢神经系统的各个部位都有不同程度的抑制作用，临床表明，随着用药量的加大，轻度可镇静催眠，重度可甚至昏迷。催眠药一般可以分为短效型安眠药、中效型安眠药和长效型长眠药。短效型安眠药，主要在帮助提前入睡；中效型安眠药，主要在增加睡眠时间；长效型安眠药，主要在治疗严重的失眠。

催眠药和镇静剂一样，大部分都来自为苯二氮䓬类的药物，这类药物包括镇静剂，如安定、利眠宁、硝基安定等。苯二氮䓬类药物明显是安全的，没有严重的副作用。如果，高剂量与酒精或其他药物合用时是危险的。苯二氮卓类药物是容易产生依赖作用，这意味着相同剂量的效果会越来越差，就需要不断地加量。也意味着一旦停用苯二氮卓类药物，常有明显的反弹效应，产生持续几天或几周的躁动不安、焦虑、失眠等。同样，所有苯二氮䓬类药物残留在体内时都会对记忆产生损害。

由于这些问题，人们寻找着非苯二氮䓬类安眠药。而寻找到的第一个此类新药是左吡坦，近几年还有其他此类新药的出现。尽管不是苯二氮䓬类药物，但这类新型安眠药具有和苯二氮䓬类类似的作用，与苯二氮䓬类有很大的改进，因为能产生更自然的睡眠，因此可以被患者长期使用。

然而，对新药的实验是有限的，我们对它们的了解也明显少于苯二氮䓬类药，苯二氮䓬类药物主要根据半衰期来进行分类。所谓半衰期是指进入身体后经过生物过程消耗一半所需的时间。

（1）长半衰期安眠药氟安定和夸西泮的半衰期范围是50～300个小时（根据患者的肝脏条件）。因此，它们被认为是长半衰期安眠药，可以使人整天迷迷糊糊，反应速度减慢。这两种药物的常规剂量是15毫克，老年人是7.5毫克。研究显示，每晚剂量超过15毫克，可以导致副作用增加，但不会增加睡眠。氟安定和夸西泮比短半衰期安眠药容易戒断，因为它们在体内维持的时间在停药后达到1～2个晚上甚至更长，有助于克服反弹性失眠。

（2）中半衰期安眠药有两种半衰期为6～20个小时的苯二氮䓬类药物被分类为"中半衰期安眠药"。它们是替马西泮和舒乐安定。由于半衰期较短，这两种药物很少引起次日的"后作用"。它们比短效安眠药更可能给你一个整夜的睡眠。替马西泮稍老一些，价格较便宜。舒乐安定更新一些，与老的苯二氮䓬类药物相比，更针对睡眠，而不会导致肌肉松弛。

（3）短半衰期安眠药苯二氮䓬类药物中有一种短半衰期的药物，称为三唑仑（海乐神）。三唑仑的半衰期约为5个小时。短半衰期安眠药主要用于白天不能过分镇静的人，如驾驶汽车、操作重型机械，或需要在白天保持完全清醒的人。然而，由于半衰期太短，有些患者告诉我们，服药后只能睡几个小时，很早就会醒来。

有些病人曾将三唑仑告上法庭，认为服用三唑仑后白天无法控制自己的行为，仍然受到药物的影响。我们确实看到有些患者在服用三唑仑后有更多的激越和发怒，尤其是在高剂量服用后。

由于苯二氮䓬类药物有成瘾性，所以导致一些新的药物不断出现。

1. 唑吡坦

1993年，出现的唑吡坦就是最新的一种安眠药。它是美国研制出的第一个

非苯二氮䓬类安眠药。使用者对唑吡坦的成瘾性似乎比使用苯二氮䓬类药物更慢一些。而且唑吡坦如果按推荐剂量使用，不会产生反弹性失眠。它的推荐剂量是5~10毫克。但如果高剂量使用，则会出现反弹和成瘾。唑吡坦的作用主要是针对睡眠，而不会对身体的其他功能产生影响。它的半衰期极短，即使在半夜服药也不会在早晨产生后作用。

2. 巴比妥类安眠药

巴比妥类安眠药是几年前使用过的安眠药，现在几乎不用，除了在苯二氮䓬类药物无效的罕见情况下才使用。巴比妥比苯二氮䓬类药物危险得多，具有更多的副作用和更快的成瘾性。巴比妥类安眠药包括司可巴比妥（速可眠）、阿米奴巴比妥（安眠酮）和贵妥巴比妥（硫贵妥钠）以及司可巴比妥和阿米巴比妥的复合物。我们不推荐使用这些药物。

3. 水合氯醛

水合氯醛是很老的安眠药，对不能服用苯二氮䓬类药物和巴比妥类药物的患者有效。然而，水合氯醛在高剂量时有严重的副作用，所以只有在很特殊的情况下，或是在能够仔细观察副作用的医院里使用，有时需要进行脑电图监测。

4. 抗组胺剂

当抗组胺剂用于抗过敏时，嗜睡是不速之客。然而，对失眠者来说，这种副作用成为了服用此药的理由。

睡眠专家并不推荐采用抗组胺剂来改善睡眠，的确，100毫克的苯海拉明可以像轻度的安眠药一样起作用，但副作用要比小剂量且作用相似的苯二氮䓬类药物大得多。

5. 抗抑郁药

尽管需要更多的研究，但在有些人极低剂量的镇静性抗抑郁药如25毫克的多虑平或50毫克的三唑酮就能够产生相当好的睡眠作用，尤其是对儿童时期就开始的失眠和无休息失眠的人。

事实上，三环类抗抑郁药作为安眠药时比苯二氮䓬类药物的成瘾性更小。然而，三环类抗抑郁药如多虑平，会加剧不安腿综合征和阶段性肢体活动。

所以，如果你的医生建议你使用低剂量的抗抑郁药，并不意味着他认为你有抑郁症，而是有些抗抑郁药能够帮助你睡眠。

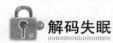

解码失眠

任何药物都有副作用，更别说催眠药物了，了解各种类型的催眠药，有助于我们正确认识失眠和使用催眠药，从而帮助我们顺利克服失眠。

二、消除对安眠药的误解和偏见

我们都知道，失眠是一种常见的睡眠障碍。在现代社会，随着人们的生活节奏逐渐加快，失眠症已十分常见，美国睡眠基金会在2005年的调查显示，50%左右的美国人每周都会有几天时间出现至少一种失眠症症状。在欧洲，大约有4%～22%的人受到失眠症的严重影响，而我国目前失眠症的发病率也高达10%～20%。

因为失眠症的常见，失眠症治疗药物市场的规模也在逐渐扩大。但是，调查发现目前失眠症患者较少应用催眠药，据报道，尽管美国成年失眠症患者人数已经超过5000万，但其中只有14%在服用处方或非处方催眠药。

因此，专业人士经过调查表示，失眠症患者较少应用催眠药的原因可能包括：失眠症患者对现有催眠药物还缺乏了解；其次，他们可能自行服用某些催眠药物；而对于那些临床医生而言，他们也未必了解最新的催眠药物，而不敢给患者服用，在他们的印象里，似乎催眠药都是在他们印象中，催眠药仍然是一类副作用较大、应该尽量少用的药物。因此，他们在为患者开处方催眠药时还比较犹豫。事实上，近年来一些能够有效诱发和维持睡眠，并具有较好安全性的新型催眠药物已经陆续上市，它们的出现为催眠药市场的发展打下了良好

的基础。

1.传统苯二氮类催眠药

在20世纪初期，巴比妥类药物曾经是临床上应用最广泛的催眠药物。不过，由于巴比妥类药物治疗安全范围较小，有明显的成瘾作用、呼吸抑制作用及过量致死作用，因此在20世纪60年代以后此类药物逐渐被苯二氮类药物所替代。研究证实，苯二氮类药物可通过与苯二氮受体相结合，进而促进中枢抑制性递质 γ–氨基丁酸（GABA）及其受体（GABAA受体）之间的结合，增加氯离子通道开放的频率，使神经细胞超极化，产生镇静效应。

目前，临床上应用最广泛的苯二氮类催眠药是三唑仑（海尔神，辉瑞公司生产，现在已有通用名药物上市）。三唑仑主要用于失眠症的短期治疗（7～10天），其临床疗效已获肯定。不过，三唑仑与其他苯二氮类催眠药（如艾司唑仑、氟西泮、夸西泮和替马西泮等）一样，都存在明显的副作用，包括精神和行为变化、记忆障碍，长期用药时可能产生一定耐受性，久服可能发生依赖性和成瘾，停药时可能出现反跳和戒断症状（失眠、焦虑、激动、震颤等），可能出现白天残留作用等。在20世纪90年代初期，三唑仑就曾经因其精神方面的副作用而备受批评。

由于传统苯二氮类药物存在许多潜在问题，因此，在20世纪80年代以来，一些新型非苯二氮类催眠药的开发和应用越来越受到重视。

2.非苯二氮类催眠药

半衰期短的唑吡坦（ambient/思诺思，赛诺菲–安万特）是一种咪唑吡啶类衍生物，可选择性激动 ω–1苯二氮受体，具有较强的镇静、催眠作用，且在催眠剂量下无肌肉松弛、抗惊厥等作用。唑吡坦于1988年首次上市，在美国和中国的上市时间分别为1993年和1996年。自上市以来，唑吡坦迅速成为失眠症短期治疗的金标准药物，到2005年8月，唑吡坦的处方数已经占到失眠症治疗药物新处方总数的一半左右。研究表明，唑吡坦能够显著减少失眠症患者入睡前的等待时间，延长患者总睡眠时间，其疗效在连续给药1个多月后不会有明显降低。唑吡坦临床疗效与苯二氮类药物相当，由于唑吡坦半衰期短（平均2.6个小时），在体内不产生活性代谢产物，其治疗剂量下不产生蓄积和残留作用。因此，长期服用唑吡坦不易产生耐受性及白天残留作用，也不会影响正常的睡眠结构，对精神运动与认知功能损害小。不过，唑吡坦的短半衰期也有其不利的一面。一项研究发现，在夜间服用唑吡坦的失眠症患者中，仍有30%不能取得满意的催眠效果。因此，尽管唑吡坦已经取得了一定的成功，但对于那些选择性长效催眠药而言，仍然有很大的成功机会。

3.未来的重磅炸弹

右佐匹克隆（Eszopiclone，商品名为Lunesta）是Sepracor公司研制的吡咯环酮类短效催眠药佐匹克隆的右旋异构体，2005年4月获准在美国上市，主要用于治疗短暂性和慢性失眠症。美国国家卫生研究院的报告显示，右佐匹克隆是目前唯一一种长期安全性和有效性得到证实的催眠药。右佐匹克隆的竞争优势包括，受试者的服药时间长达6个月；在右佐匹克隆的产品说明书中也没有对该药的用药时间做具体限制。此外，右佐匹克隆在白天残留作用方面可能会优于唑吡坦。因此，在上市后两个月内，右佐匹克隆的处方数即已达到每周5万张，其上市后第二季度的销售额也达到8400万美元，这些数据显示，右佐匹克隆在未来一段时间内完全有可能成为另一种重磅炸弹式药物品种。

4.不良反应风险更小

辉瑞/神经分泌公司研制的Indiplon是另一种新型非苯二氮类催眠药。与其他药物相比，Indiplon具有一些独特的优势。第一，Indiplon与GABAA受体的亲和力是唑吡坦的10倍，因此此药起效时间更快，治疗剂量水平更低，出现不良反应的风险更小。第二，Indiplon在体内吸收迅速，半衰期短，因而可以开发出速释（胶囊）和缓释（片剂）等不同剂型，从而扩大了药物的使用范围。例如，速释胶囊可用于入睡困难或夜间易醒的失眠症患者，而缓释片剂则更适用于同时存在入睡困难及睡眠维持困难的患者。2005年7月，美国食品药品管理局（FDA）已经接受了Indiplon的新药上市申请，预计该药速释胶囊及缓释片剂均会在不久上市。

所以，扭转对催眠药的"偏见"，病人可以根据上述的介绍进行了解，也

可以咨询医生详情。

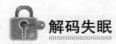 **解码失眠**

近年来，随着催眠药市场的逐渐完善，新型催眠药逐渐问世，实际上，只要在医生的叮嘱下服用，催眠药其实没有那么可怕。

三、催眠药如何使用你知道吗

安眠药物是对睡眠产生作用的药物，使用安眠药物的目的是使失眠患者的睡眠能够达到正常睡眠的结构及周期，并恢复白昼精力的目的。

治疗失眠的西药主要有：

（1）苯二氮类。如安定、硝基安定、舒乐安定、氯硝安定、阿普唑仑（佳乐定）、咪唑安定、劳拉西泮（罗拉）等。

（2）巴比妥类。如苯巴比妥（鲁米那）、司可巴比妥。

（3）二苯甲烷类。如安泰乐。

（4）其他类。如谷维素、唑吡坦片（思诺思、乐坦）、三唑仑（酣乐欣）、唑吡酮（忆梦反）等。

这些安眠药，服用时间各有要求。短期失眠用药两周就可以停药，慢性失眠要长期服用。一般一周失眠3次以上不能入睡的，需天天服药，如果在3次以下的，就应该按需服药。多数安眠药物都有成瘾性，属于国家管制药品，必须凭医生处方限量使用。一般连续服用某种安眠药最好不超过4个月，如必须继续使用，应在医生指导下换成别的药物或另类药物。

催眠药对整个大脑皮层有弥散的抑制作用，主要药理作用是催眠和较弱的镇静作用，主要用于治疗失眠和轻度的神经症。弱安定药的主要作用部位是边缘系统和大脑，能解除情绪焦虑和精神紧张，调整情绪障碍和植物神经系统的功能紊乱，主要适应症为焦虑紧张症状突出的神经症。

强安定药主要作用于脑干网状结构。网状结构的上升系统，对维持大脑皮层的兴奋性和觉醒有关；而下降系统则与运动和行为有关。这种选择的作用能清除病理性兴奋，减轻焦虑紧张、幻觉妄想和病理性思维等精神症状；同时，治疗剂量又不致产生深睡等意识障碍，主要适应症为精神分裂症、躁狂症等重精神病。

对于入睡困难者，可以选用起效迅速而作用时间较短的药物，如速可眠、安眠酮、佐匹克隆、右旋佐匹克隆等，以免在清晨醒来后出现药物的延续作用。对于睡眠维持困难者，可以选用起效缓慢，但作用时间较长的药物。如巴比妥类药物、安定、水合氯醛、艾司唑仑、奥沙西泮等。对于睡眠不实、多梦易惊，但白天又必须保持头脑清醒的患者，可以使用中效药物。午睡后，晚间不能入睡者也可以采用中效药物。对于同时合并抑郁症、焦虑症、强迫症的患者，还要同时配合使用抗抑郁药物、抗焦虑药物等药物进行配合治疗。要与酒类一同饮用，或者在饮酒后立即使用安眠药物。因为某些药物遇到酒精以后，其作用会变得更加强烈，服用后损伤肝脏，或引起健忘。身体偏瘦的患者，应当适当减少药物的用量；正在服用治疗其他疾病的药物时，要注意药物之间的相互反应，并及时与医生进行沟通。长期服用安眠药的患者，应当避免驾驶汽车或者操作复杂的机械，以防止发生意外。长效型的安眠药物，其作用往往持续到第2天，如果第2天有重要的工作就很容易造成偏差。要注意保管安眠药物，特别是对于有抑郁症、精神分裂症的患者，要避免过量服用药物。家中有小孩的患者，更加注意防止儿童误服药物。要警惕有自杀倾向的人，故意吞服过量安眠药物，一旦发现应立即将他们送往医院进行抢救治疗。当然，这些药物即使是在低剂量也会有自己的副作用。例如，可以引起口干、便秘、脉搏加快、泌尿系统问题和阳痿。

镇静剂是指能帮助放松和减缓焦虑的药物。同样也能作为安眠药使用。镇静剂在低剂量使用则是安全的，但能成瘾。过高剂量可以引起意识障碍、判断

力损害、嗜睡、激越和运动障碍。镇静剂和安眠药基本上属于同类。高剂量的镇静剂可以作为安眠药，而低剂量的安眠药可以作为白天的镇静剂。这种差别是根据需要来的。

非处方助眠剂种类许多，这些药物可以使你产生无力和迷糊，以此帮助你入睡。如果你对睡眠担忧或者你勉强可以自己入睡，那么这些助眠剂可能是有效的。非处方药物（OTC）与处方药物具有一样的问题。如果你接连服用，它们就不起效了。所以，不要在睡眠不好的第一个晚上就使用。只是在你连续几夜睡眠不好，或者开始对睡眠担忧，或者开始影响你工作的时候再使用。

尽管OTC助眠剂不会产生有力的睡眠，但仍然可以干扰你白天的工作；使你更呆滞、反应更慢、注意力更不集中。对老年人来说，这是一个特殊问题，因为他们代谢这些药物的速度更慢。

另外，许多睡眠障碍患者曾经说，阿司匹林有安眠药的作用。美国人曾对此做过实验。有8个严重睡眠障碍至少两年的男女患者作为自愿者参加了这个实验。在几个晚上，服用安慰剂，几个晚上服用阿司匹林（65毫克）。其中6个患者服用阿司匹林后睡眠出现好转。这个惊奇的发现实际上是阿司匹林4个小时后的滞后反应。我们在上床时间给药，并不马上起效，而是在后半夜起效。阿司匹林可以导致相当正常的睡眠，没有一个睡眠阶段被干扰，也没有次日的后作用。所以，如果在半夜频繁醒来，你可以在上床前服两片阿司匹林替代安眠药。但这仅对几个晚上有效，以每周不要超过两次。然而，如果你有溃疡或其他消化系统疾病，或有出血倾向，就不要服用阿司匹林，因为阿司匹林降低血液黏稠度。

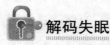 **解码失眠**

安眠药物的使用一定要在专业医师的指导下使用，并根据专业医师的建议选择逐渐减药、替代治疗、非药物治疗方法，以便摆脱依赖安眠药物睡觉的困境。

四、别总是强迫自己入睡

如果你经常睡不好的话，你是否会感到忧虑呢？然而，如果你也是如此，我想你可能愿意了解一个人伊拉·桑德勒，他就曾经因为严重的失眠症而差点自杀。接下来，是他自己曾经叙述的故事：

因失眠而造成的痛苦真的让我差点自杀了。最糟糕的是，曾经的我是一个睡眠质量很好的人，我经常睡觉得很熟，早上的时候，床边的闹钟响了也无法将我叫起来，就是因为这一原因，我经常上班迟到。这件事让我很烦恼。我的老板也对我提出了警告——你必须要准时上班，他还告诉我，假如我再迟到的话，我就会被炒鱿鱼。

我将自己的这一苦恼告诉了我最好的朋友，他告诉我说要想早上早点起床，就要在夜里睡觉前就集中精神去注意闹钟，令我更烦躁的事出现了，我居然为此失眠了。我一听到闹钟滴滴答答的声音，我就更睡不着了，一整夜，我都翻来覆去。到了早上，我感觉自己浑身无力、好像生病了一样，精神状况很糟糕。我这样又被折磨了8周的时间，我因失眠而受到的痛苦简直无法形容，我一度觉得自己会成为一个精神失常的人，我甚至想从窗台上跳下去一死了之。

最后，走投无路的我去找了一位我曾经认识的医生。他告诉我："伊拉，没有谁是救世主，我无法帮助你，任何人都不能，能救你自己的也只有你自己，这完全是你自找的。从今天开始，当你躺在床上以后，如果你还是睡不着，别去管它就好了，告诉自己：我才不管什么睡得着睡不着呢，就算一直在床上直到天亮也无所谓，这样也可以休息，反正我躺着不动，又不用去做其他事。"

他的这一方法果然对我奏效了，两个星期以后，我的失眠症就莫名奇妙地好了，我又恢复了从前睡得很熟的状态。一个月以后，我能每天睡8个小时了，而我的精神也完全恢复到正常状态了。

　　折磨伊拉·桑德勒的并不是他的失眠症，而是因失眠症而造成的困扰。事实上，我们自身没有意识到到这一点，对失眠的忧虑比失眠症本身的危害要大得多。

　　芝加哥的一名大学教授纳撒尼尔·柯莱特曼博士曾对失眠问题进行过研究，他是全世界有关睡眠问题的权威。他曾指出，任何一个人都不可能真正因为失眠而引起的睡眠不足死亡，相反因为失眠而造成的忧虑则有可能让人的体力受到细菌的侵袭。

　　柯莱特曼博士也曾指出，那些为失眠症担忧的人，实际的睡眠时间比他们所想象和陈述出来的要多得多，那些总是向天发誓说："天哪，昨天晚上我的眼睛都没有闭一下"的人其实可能睡了好几个钟头，只是他们自己没有意识到而已。举个很简单的例子，19世纪最有名的思想家赫伯特·斯宾塞，到年迈的时候，他依然孑然一身，他住在一间宿舍里，整天都在告诉别人他为失眠而痛苦，弄得别人都很烦。为了让自己能睡着，他经常还在耳朵上戴一个耳塞，无奈的时候，他还找来鸦片催眠。有一天晚上，他和牛津大学的赛斯教授同住在一个小旅馆的房间内。第二天，斯宾塞说自己一晚上没有睡着，实际上，没有睡着的是赛斯教授，因为他一整晚都在听斯宾塞打呼噜。

　　其实，如果我们的身体已经足够累了的话，那么，即使我们在走路或者站着，我们也会入睡。卡耐基曾经有这样的经历，以下是他自己的陈述：

　　那一年，我13岁，父亲要带上我一起把一车猪运到密苏里州的圣乔城去——因为他有两张免费的火车票。在那之前，我根本不知道一个有4000人以上的小城市是什么样子，当我到达圣乔城这个居然人口达到6万的大城市，我简直太兴奋了：那里有6层高的摩天大楼，最让我兴奋的是，那是我第一次看见电车。带着兴奋的心情在这个小城游玩了一天后，我们不得回家了。到达农庄外已经是半夜两点了，我们还要走4里的路才能回家农庄。我当时已经累了，在路上行走着都能睡着，我甚至还好像还做了一个梦。有时候，我在马背上也能睡着，这都是我亲自经历的事情。

　　一个人在身体绝对疲惫的情况下，即使在风雨交加、电闪雷鸣或者是在战火连天的夜晚都能安然入睡。著名的神经科医生佛斯特·肯尼迪就曾告诉我，他在1918年英国第五军撤退时就看到那些已经十分疲惫的士兵倒地就睡的情形。即使你用手去扒开他们的眼皮，他们也不会醒过来。他还形象地形容自己曾看到所有人的眼球都能往上翻。这是一个不错的方法，从那以后，当我也失眠时我也就那样把我的眼珠往上翻，我发现，不到几分钟的时间我就开始昏昏欲睡了，好像这一动作和睡眠之间是一种连锁反应似的。

事实上，从没有一个人会因为不睡觉而自杀，一个人无论有再强的忍耐力和意志力，他也会不自觉地睡着。一个人可以长久不喝水、不吃东西，但是绝对做不到长久不睡觉。

·　这里，我们顺便提及自杀一事，这让我想到了亨利·林克博士——心理公司的副总裁，他在他的那本《人的再发现》里所说的一个很好的例子：有一个要自杀的病人来找他，林克博士知道，假如要跟他争论的话，只会让情况更糟糕，所以他只是对那个人说了这样一句话："如果你真要去死的话，那么我你不拦着，但最少也应该做得英雄一点吧，你就沿着这条街一直跑到你累死为止吧。"

这位病人按照林克博士的建议去做了，并且他还做了好几次。每次跑完以后，他都觉得自己轻松了很多，这是心理上的轻松。到第三个晚上的时候，林克博士想要达到的目的终于实现了，他的病人因为身体疲惫而沉沉地睡去了。后来，他去参加了一个体育俱乐部，他对各种运动项目都有着浓厚的兴趣，当他对生活重拾信心之后，他决定再也不去想自杀的事了。

解码失眠

如果你希望不为失眠症而忧虑的话，千万不要强迫自己入睡，而应该保持全身放松，加强运动。而如果你实在睡不着，就起来工作或看书吧，直到你真的想睡为止。

第四章

接纳不完美的自己，别在夜里辗转难眠

在失眠的众多原因中，很大一个方面就是来自于人们对自身的不正确评价，我们每个人都希望表现得更完美，都希望得到更好的评价。然而，我们每个人都是独特的自己，同时，我们在生活中都有自己的位置，每个人都扮演者不同的角色，在自己的世界里，我们是主角，在别人的世界里也许只是龙套。事实上，活出真正的自己，坦然面对生活所给予的一切，这样才能让自己活得更真实，也才能在夜里安然入睡。

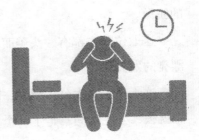

一、你爱不完美的自己吗

我们任何一个人都知道，人无完人，但对于我们自己，我们却无法以同样的心态面对，生活中经常有这样一些人，他们做事谨小慎微，总是认为事情做得不到位。他们对自己要求过于严格，同时又有些墨守成规。在通常情况下，因为他们过于认真、拘谨、苛求自己，因此他们比其他人活得更累。

他们总有这种表现，如果一件事情没有做到自己满意的程度，那么必定是吃不好也睡不好，而且很容易失眠，当他们躺下之后，他们总是心里有个疙瘩，很不舒服。所以，对于这类人而言，他们失眠的原因是他们对自己要求过高、完美主义心理作祟。

事实上，什么事情都会有个度，追求完美超过了这个度，心里就有可能系上解不开的疙瘩。我们常说的失眠症，往往就是这样在不知不觉中出现的。过分追求完美的人总是不想让人看到他们有任何瑕疵，他们常常过分控制敌意和愤怒，给人的感觉是过分宽容，看似开朗热情，其实活得很累。

从前，有个国王，他有七个女儿，这美丽的七位公主是国王乃至整个国家的骄傲。

这七位公主都有一头美丽乌黑的长发，为此，国王送给她们每个人一百个漂亮的发夹。

这天早上，大公主醒来，准备梳头，却发现自己的发夹少了一个，于是，她就去二公主房间拿走了一个；同样，二公主也发现自己的少了一个就去三公主那里拿了一个，就这样……五公主一样拿走六公主的发夹；六公主只好拿走七公主的发夹。于是，七公主的发夹只剩下九十九个。

隔天，邻国一位英俊的王子忽然来到皇宫，他对国王说："昨天我养的百灵鸟叼回了一个发夹，我想这一定是属于公主们的，而这也真是一种奇妙的缘分，不晓得是哪位公主掉了发夹？"公主们听到了这件事，都在心里想说："是我掉的，是我掉的。"可是头上明明完整地别着一百个发夹，所以都很懊恼，却说不出来。只有七公主走出来说："我掉了一个发夹。"话才说完，一头漂亮的长发因为少了一个发夹，全部披散了下来，王子不由得看呆了。故事的结局，想当然的是王子与公主从此一起过着幸福快乐的日子。

为什么我们一有缺憾就想拼命去补足？一百个发夹，就像是完美圆满的人生，少了一个发夹，这个圆满就有了缺憾；但正因缺憾，未来就有了无限的转机，无限的可能性，何尝不是一件值得高兴的事。

我们发现，很多失眠者，都有完美主义心理，他们痛苦的来源就是"把自己摆错了位置"，总要按照一个不切实际的计划生活，总要跟自己过不去，总觉得生不逢时，机遇未到，所以整天郁闷不乐。而快乐的人明智地摆正了自己的位置，工作得心应手，生活有滋有味，到了夜里更是睡得踏实，因为他们懂得生活的艺术，知道适时进退，取舍得当。

诚然，追求完美，这是一种追求进步的表现，如果人们都满足于现状，那我们将会止步不前。因此，可以说，追求完美并没有什么不好，相反，很多时候，精益求精对我们的能力、知识、经验等方面都大有益处。

可见，凡事都要有个度，追求完美到了一定的地步就变成了吹毛求疵。如果不达到想象中的彻底完美就誓不罢休，那就是和自己在较劲了，长此以往，心里就有可能系上解不开的疙瘩，我们自己也会渐渐承受不了这种越来越沉重的负担，进而导致失眠。

要知道，我们不会因为一个错误而成为不合格的人。生命是一场球赛，最好的球队也有丢分的记录，最差的球队也有辉煌的一刻。我们的目标是——尽可能让自己得到的多于失去的。那么，过分追求完美的人该如何去调整自己，

从而拥有好睡眠呢?

1. 不要苛求自己

你不要总是问自己,这样做到位吗?别人会怎么看呢?过分在乎别人的看法就是苛求自己,你会忽略自己的存在。

2. 要改变自己的观念

你需要明白一点,世界上没有完美的事,保持一颗平常心并知足常乐,才是完美的心境。换一种新的思路,即尝试不完美。

3. 要改变释放方式

当你心情压抑时,你要选择正确的方式发泄,比如,唱歌、听音乐、运动等。并且你要抱着一种享受到心情发泄,这样,你很快就会感受到快乐。

4. 让一切顺其自然

不要对生活有对抗心理,过于较真的人,他们会活得很累,因此在思考问题时要学会接纳控制不了的局面,要学会接纳自己,不要钻牛角尖。

总之,任何一个失眠者都要知道,人生是没有完美可言的,完美只是在理想中存在,生活中处处都有遗憾,这才是真实的人生。事实上,追求完美人是盲目的。"完美"是什么?是完全的美好。这可能么?"凡事无绝对",哪里来的"完全"?更不要提"完美"了。既然没有"完美",那又为什么要去寻找它呢?

 解码失眠

失眠来自烦恼,而世界上的很多烦恼,正是因为过分追求完美而产生的。值得我们追求的东西很多,如果我们苛求自己或别人把每一件事都做得完美无缺,那么我们将会失去很多东西。这个世上本来就没有完美的东西,如果一味地追求完美,最后得到的反而是不完美。

二、活在比较中，你的心怎能安宁

前面，我们已经分析过，不少人失眠的原因是内心的忧虑和不安，内心无法安宁，是没有办法睡好觉的，这就导致了失眠。其中导致这些人内心不安的原因有很多，其中就有来自与他人不切实际的比较。

其实，手指各有长短，人与人之间更是自不相同，盲目攀比是我们不快乐的根源，也完全没有必要。

这段时间，我觉得自己挺奇怪的，只要看到别人的得意之处，总会忍不住地与自己相比，结果一比，我发现自己是那么不如人。比如，放学之前，大家会交流自己的复习情况，如果我听到有人说今天又做了多少道题，记了多少知识点，或者记了多少个单词，我就会内心莫名地恐慌，甚至还是有点恨对方，心中暗暗诅咒对方考不好。虽然也知道这样的想法很不对，但我就是控制不住自己。我为此感到很苦恼，最近也失眠了，难道我真的是一个很坏的人，忍受不了别人比自己强吗？

这类心理恐怕很多人都曾有过。心理学家指出，如果我们不加以控制比较心理的话，轻则会影响到我们的心理健康、严重的甚至会让我们产生心理疾病。而只有做到少一些比较，才能多一些开怀。

在我们生活的周围，我们发现，不少人喜欢拿自己和某种人对比。相比之下，他们发现，自己在很多方面都不如人，比如，工作能力不如同事，工资不如同学，孩子没别人的聪明，自己太瘦、太胖或者太矮等，所以他们觉得自己一无是处。其实，你要明白一点，你永远也不可能是这个世界上最优秀的人，所以你不必自卑。每个人都是独一无二的，没有人和你一样，这就好比每一片树叶和每一朵雪花都是不同的，你不必与别人一较高下，所以你是独特的。

每个人内心的自卑确实都不是来自于其经验或者事实，而是来自于其对事实的结论或者看法，比如，你没法唱出动听的歌声，无法在世界级的舞台上翩翩起舞，但这并不代表你是个"不行"的人，你所有负面的想法都是来自于你

拿别人的标准在衡量自己。

在北卡莱罗纳州，有个叫艾迪斯·阿尔雷的女士，一次，因为失眠，她给心理医生写了一封信，信的内容是这样的：

很小的时候，我就是一个羞涩、敏感的女孩，我身形肥胖、脸颊上有很多肉，这让我显得更臃肿了。我的母亲是个很古板的女人，在她看来，把衣服穿得很合适是一件愚蠢的事，这样也容易把衣服撑破，所以她一直让我穿那些宽大的衣服。

我很自卑，从来不敢参加任何朋友的聚会，在我身上也没发生过任何让我开心的事，同学们组织的活动我也不敢参加，甚至就连学校的运动会我也不去。我太害羞了，在我看来，我肯定是与别人不一样的。

在我成年后，我很顺利地结了婚，我的丈夫比我大几岁，但我还是无法改变自己。我丈夫一家人都是很自信，我也一直想要和他们一样，但我根本做不到。他们也曾几次努力想要帮助我，但结果还是未能如愿，我变得更害羞了。我开始紧张易怒，不敢见任何朋友，甚至门铃一响我就紧张起来，我想我真是没救了，我怕丈夫察觉出来这个糟糕的我，我尽量装得开心一点，有时候还表现过火了，因为事情过后我都觉得自己累得虚脱了，我没办法入睡。最后，我开始怀疑自己是否应该继续活下去，于是，我想到了死亡。

当然，艾迪斯太太并没有自杀，那么，是什么改变了她的想法呢？只是她偶然听到的一句话。在给心理医生寄来的那封信里，她提到了此事：

改变我自己和我的生活状态的，只是偶然间我听到的一句话。这天，我和婆婆谈到了教育的问题，她谈到自己的教育方法："无论我的孩子遇到什么，我都告诉他们要保持自我本色。"

"保持自我本色，"这简短的一句话就像一道光一样从我的脑海中闪过，我突然发现，原来在我看来所有的不幸都只是因为我把自己放到某个模式中去了。

在听到这句话后，我瞬间发生改变了，我开始遵循着这句话生活，我努力认清自己的个性，找到自己的优点，我开始学会如何按照自己的喜好、身材去搭配衣服，以此穿出自己的品位。我开始主动走出去交朋友，我开始加入到一个小团体中，每次当大家叫我上台参加某个活动时，我都鼓足勇气，慢慢地我大胆了很多，这是一个长期的过程，但我确实发生了不少的变化。我想，当我以后教育我的子女时，我一定会给告诉他们我的这一段经历，我希望他们能记住：无论何时，都要保持自我本色。

任何一个因为比较导致失眠的人都应该明白，在这个世界上，不会有第二个你，现在没有，以后也不会有，这一点，我们能从遗传学书籍中找到证据。我们每个人都是由父亲和母亲的23条染色体组合而成的，决定我们遗传的，就是这46条染色体，每一条染色体中，还有数百个基因，任何一对单一的基因又能影响甚至改变我们的一生，这就是令人敬畏的人类生命的形成。

爱默生在他的短文《自我信赖》中说过这样一段话：

无论是谁，总有一天，他会明白，嫉妒是毫无用处的，而模仿他人简直就是自杀，因为无论好坏，能帮助我们的，只有我们自己，一个人只有耕好自己的一亩三分地，才能收获自家的粮食；你自身的某种能力是独一无二的，只有当你努力尝试和运用它时，你才能真正感受到这份能力是什么，也才能体味它的神奇。

🔒 解码失眠

比较是一把利剑，这把利剑不会伤到别人，只会伤害自己。它刺向自己的心灵深处，伤害的是自己的快乐和幸福。人们在没有原则和没有意义的盲目比较中导致心理失衡，引发睡眠障碍甚至是失眠，而如果你能放下比较给你带来的枷锁，活出不一样的自我，那么，快乐就会如影随形。

三、内心强大，坦然面对他人的不喜欢

在现实生活中，大概我们每个人都希望能获得周围人的肯定，但我们要明白的是，我们不可能让所有人都喜欢我们，如果我们奢求获得所有人的喜欢，那只是庸人自扰。而正是因为苛求来自外界的喜欢，一些人一旦得到了来自外界的负面的评价，就会烦恼不安，到了夜间，更是辗转难眠、翻来覆去，实际上，这类人之所以会出现这样的状态，是因为内心不强大。

德国哲学家尼采说："面对别人的不喜欢应有坦然的态度。对方若是从生理上厌恶你，即便你如何礼貌地对待他，他都不会立刻对你改观。不可能让全世界的人都喜欢你，以平常心相待便是。"诗人但丁也曾说："走自己的路，让别人去说吧。"的确，我们不可能获得所有人的支持和认同，面对他人的不喜欢，我们应该持有坦然的态度。

我们不难发现，任何一个内心充实的人，多半都是特立独行的，他们从不奢求让所有人喜欢他们，在他们追求成功的道路上，他们也听到了一些他人的闲言碎语，但他们始终坚持做自己，坚持自己的信念，最终，他们成功了。因此，生活中的我们也要学会明白一个道理：让所有人都喜欢我们是很不成熟的想法，不必委曲求全、做好自己，你才能获得快乐。

因此，任何一个失眠者，如果你还在为别人的评价而忧虑的话，那么，你首先需要记住一条处理关系的准则："不要试图让所有人都喜欢你。"因为这不可能，也没有必要。

有人问孔子："听说某人住在某地，他的邻里乡亲全都很喜欢他，你觉得这个人怎么样？"

孔子答道："这样固然很难得，但是在我看来，如果能让所有有德操的人都喜欢他，让所有道德低下的人都讨厌他，那才是真正的君子呢。"

对于这一问题，美国作曲家狄姆斯·泰勒做法更干脆，对于别人的批评，他丝毫没有被影响，反而能在公开场合一笑置之。在星期天下午的音乐节目中，他说，曾有位女士给他写了这样一封信，内容大致是骂他是"叛徒""骗子""白痴""毒蛇"等。在后来他的作品《人与音乐》中，他提及了这一段往事："刚开始，我以为她只是开开玩笑，随便说说而已。在第二个星期的广播节目中，我把这封信公开地念了出来。可是谁知道，就在几天之后，我又收到了这位女士的来信，她依然坚持她原来的想法，在她口中，我依然是一个骗子、一个叛徒，一条毒蛇和一个白痴。"

美国企业家查尔斯·史瓦伯曾经在普林斯顿大学做学生演讲，他说自己曾遇见到的最深刻的一件事是钢铁厂中的一位老工人告诉他，这位老工人和另外一个工人卷入了一场激烈的争斗中，结果最后那人把他扔进了河里。史瓦伯对我说："我看见湿漉漉的一个人来到我的办公室，然后问他到底发生了什么，是什么语言激怒了对方让他把你丢进河里，他的回答是：'我什么都没有说，只是一笑置之。'"从此，史瓦伯把这位老工人的话当成人生的信条。

不止如此，其实我们任何一个人，都应该记住这句话，对于别人的攻击，如果你反驳的话，那么，可能会让对方更加争锋相对，但是如果你"一笑置之"，那么，对方还能说什么呢？

林肯总统带领军队结束了美国内战。但假如他不会处理那些纷至沓来的攻击，那么，估计他早就崩溃了。林肯对付那些恶意批评的方法已经成为各国要人学习的榜样。在麦克阿瑟将军的办公桌和丘吉尔的书房里，都有林肯总统的这段话："对于任何攻击，只要我不作出任何反应，那么，这件事自然会告以段落。我会努力做好，直到我的生命结束。到最后，我相信，最终能证明我是对的，那些指责是莫须有的。当然，假如证明是我错了，那么，如果有10位天使站出来为我说话，那么也无济于事了。"

世界上确实有不少人，你越是努力和他结交，努力给他帮忙，他越是不把你放在眼里。反之，如果你做出成绩了，又不狂妄自大，自然能赢得别人的敬重。

但其实反过来一想，无论你怎么做人做事，总是有人欣赏你，让所有人喜欢是件不可能的事，想让所有人讨厌也不那么容易。球星贝克汉姆也曾说：

"无法让所有人都喜欢你。"我们来看看他的一次经历：

2009年，他在回归洛杉矶银河队后的首个主场比赛中遭到了球迷的嘘声和抗议，但是"万人迷"贝克汉姆却并不在意，他表示要想让所有人都喜欢自己是不可能的。

赛后接受美国当地媒体的采访时，贝克汉姆表示自己并不在意球迷的嘘声，他说："我不在乎。你不可能让所有的人都喜欢你。"在当天的比赛中，贝克汉姆用场上出色的表现回击了来自球迷的嘘声。银河队打入的两个进球都和贝克汉姆有关，其中一球还得益于他的直接助攻。

就连曾经公开批评过贝克汉姆的银河队球员多诺万也表示："如果贝克汉姆一直保持这样的状态，我确信他最终能赢回球迷的支持。"

的确，要想打破他人的成见，我们最应该做的事是做好自己，用实力给他们致命的一击，正如贝克汉姆的表现一样。当然，即使那些偏见永远存在，也不必为之伤脑筋。你做任何事情，来自外界的评价都是两方面的，所以不要只看到杯子有一半是空的，还应该看到它还有一半是满的。对于别人的批评，有则改之，无则加勉，但没有必要影响自己的心情；对于看不惯你的人，如果他发现了你的缺点，应该勇于改正，如果是误会，应该解释，解释不清，就不去解释，不妨敬而远之，敬而远之尤不可得，就鄙而远之。

🔒 解码失眠

不少人因为人际关系中不好的评价而失眠，但你需要明白的是，即使你做得再完美无缺也没有招惹任何人，仍然会有人看不惯你，仍然会有很多不利于你的传言。因此，你只需要记住一点原则：坦然应对，安然入睡。

四、有缺点的你反而更可爱

俗话说："金无足赤，人无完人。"我们常常也以这样一句话来安慰身边有某些缺点的人，然而，面对我们自己，不少人似乎没办法摆正心态，他们因为自己的一些缺点而感到自卑，甚至一蹶不振，其中一个重要的表现就是失眠，尤其到了夜深人静时，他们似乎看到了渺小而又满身缺点的自己，然后陷进自卑的漩涡里，甚至整夜都无法入睡。之所以出现这样的情况，是因为失眠者自身无法调整好心态，他们没发现，如果一个人足够自信而坦诚自己缺点的话，那么，他会显得非常可爱。

在一次盛大招待宴会上，服务生倒酒时，不慎将酒洒到了坐在边上的一位宾客那光亮的秃头上。服务生吓得不知所措，在场的人也都目瞪口呆。而这位宾客却微笑着说："老弟，你以为这种治疗方法会有效吗？"宴会中的人闻声大笑，尴尬场面即刻打破了。

借助"自嘲"，这位宾客既展示了自己的大度胸怀，又维护了自我尊严，我们不免对其心生敬意。

的确，能否接纳自己是衡量一个人心理状况是否积极和健康的一项重要指标。那些睡眠质量好的人，通常心态积极健康，面对自身不足和缺点，他们都能坦然面对，这样的人通常在生活中也有很好的表现。

人生在世，无论我没做什么事，如果紧紧盯着自己缺点的话，那么，这将会成为我们愉快生活的最大障碍。减小自己的心理负荷，抛开一切得失成败，我们才会获得一份超然和自在，才能享受幸福、成功的人生。

1942年，史蒂芬·威廉姆·霍金出生于英格兰。很难想象，年仅20岁的他就患上一种肌肉不断萎缩的怪病，整个身体能够自主活动的部位越来越少，以至最后永远地被固定在轮椅上。可他并没有因此而中断学习和科研，一直以乐观的精神和顽强的毅力攀登着科学的高峰。

霍金毕业于牛津大学，毕业以后，他长期从事宇宙基本定律的研究工作。

他在所从事的研究领域中，取得了令世人瞩目与震惊的成就。

在一次学术报告上，一位女记者登上讲坛，提出一个令全场听众感到十分吃惊的问题："霍金先生，疾病已将您永远固定在轮椅上，您不认为命运对您太不公平了吗？"

这显然是个触及伤痛难以回答的问题。顿时，报告厅内鸦雀无声，所有人都注视着霍金，只见霍金头部斜靠着椅背，面带着安详的微笑，用能动的手指敲击键盘。人们从屏幕上缓慢显示出的文字，看到了这样一段震撼心灵的回答："我的手指还能活动，我的大脑还能思维；我有我终生追求的理想，我有我爱和爱我的亲人和朋友。"

报告厅里响起了长时间热烈的掌声，那是从人们心底迸发出的敬意和钦佩。

科学巨人霍金再次向我们证明：即使你满身缺点，你还有可以引以为豪的优点，这些优点一样可以让你自信。那些外在的缺陷你不能改变时，既不要悲伤，也不要失望，而应该庆幸，那些成功的人并非是完人，只是因为他们能依然微笑地面对。

另外，我们会发现，那些高高在上、看似完美的人似乎没有什么朋友，人们也不愿意与之交往，这就是因为他们用完美给自己树立了一个高大形象，反而让人们敬而远之。

有研究结果表明：对于一个德才俱佳的人来说，适当地暴露自己一些小小的缺点，不但不会形象受损，而且会使人们更加喜欢他。这就是社会心理学中的"暴露缺点效应"。那么，人们为什么会对那些有缺点的人有更多的好感呢？这是因为：

（1）人们觉得他更真实，更好相处。试想，谁愿意和一个"完美"的人相处呢？那样只会觉得压抑、恐慌和自卑。

（2）人们觉得他更值得信任。众所周知，每个人都有缺点，坦诚自己的缺点可能会使人失望，难受一阵子，但经过这"阵痛"之后，对他的缺点人们就会注意力下降，反而更多地注意他的优点，感受他的魅力。

与此相反，假如一个人为了给人们留下好印象，而总是掩盖自己的缺点，可能刚开始会让大家觉得他是个不错的人，可一旦缺点暴露后，就会使人们更加难以接受，并给人以虚假猥琐的感觉。这正如一位先哲所说的那样："一个人往往因为有些小小的缺点，而显得更加可敬、可爱。"

在生活中，尤其是作为领导和长辈的人们常常认为：在与下属或者晚辈交往中，应尽量向他们显示自己的优点，以便下属喜欢自己，从而使自己具有较高的威信。其实，这种想法是错误的，因为把自己装扮成"趋于完美的人"，会让对方有种"可敬而不可即""可敬而不可爱""可望而不可及"，不是一群活生生的人，而只是一具毫无瑕疵又不带感情的躯体，从而减少对你的喜欢程度。

在生活中，因为存在有缺点而影响睡眠质量的人，要这样调节心理：

1.发现自己的优点，增强自信心

每个人都不是完美的，有优点自然也有缺点，但我们不要一味地盯着自己的缺点看，这样只会让你灰心丧气，发现自己的优点，能帮助你培养自信心、历练自己的能力，在获得成就后，你会更有信心地生活。

2.率真自然，坦诚自己的感受

在生活中，长辈们可能都对我们说过，做人要低调，要追求完美和成熟。诚然，这是我们应该遵循的处事原则，但这并不意味着我们要压抑自己的喜怒哀乐，哈佛大学一位教授曾说过："我每次都很紧张，因为我害怕被发现一些内心的感受，但却被自己搞得很累，学生们也很累，我极力想表现自己完美的一面，争取做个'完人'，但每次都适得其反。其实，打开自己，袒露真实的人性，会唤起学生真实的人性。在学生面前做一个自然的人，反而会更受尊重。"

的确，人无完人，追求完美固然是一种积极的人生态度，但如果过分追求完美，而又达不到完美，就必然心生忧虑、影响睡眠。过分追求完美往往不但得不偿失，反而会变得毫无完美可言。

解码失眠

在生活中，那些苛求完美的人希望获得的是良好的人际关系，希望能给他人完美的印象，而一旦缺点暴露，就寝食难安，甚至失眠。而其实是越苛求完美，人际关系也越差，因为这些人虽然优秀，但不可爱。自己有缺点，最好的办法就是坦然地承认它。

五、以真实的状态面对自己

生活中的人们，相信我们都有失眠的经历，那么失眠的夜晚，你都在思索什么呢？你是否感到全世界都安静了，静的只能听见自己的呼吸声，确实，辗转难眠的夜晚，我们离自己的心最近，也可以完全抛开白天的伪装，可以遇见最真实的自己，进而全方位地审视自己。

因此，无论是谁，都有优点、长处，也都有缺点、短处。一个人也只有了解自己的优缺点以及能力界限，看到自己的不足，才能有的放矢地进行弥补。

我们每个人从出生起，都在不断地认识世界、接受外在世界赠与我们的一切，我们学会了很多，包括科学文化知识、审美、与人相处等，但在这个过程中，我们却很少认识自己，实际上，我们也总是在逃避认识自己，因为认识自己，就意味着我们必须要接受自己"魔鬼"的一面，这个过程对于我们来说是痛苦的，但如果我们想实现自己的需求，成为更优秀的自己，就必须要认识自己，就像剥洋葱一样，寻找到最本真的自我。

有人说"成功时认识自己，失败时认识朋友"固然有一定的道理，但归根结底，我们认识的都是自己。无论是成功还是失败时，都应坚持辩证的观点，不忽视长处和优点，也要认清短处与不足。同时，自我反省、认清自己还能帮助我们做回自我，只有这样，才能获得重生。

成功学专家A.罗宾曾经在《唤醒心中的巨人》一书中非常诚恳地说过："每个人都是天才，他们身上都有着与众不同的才能，这一才能就如同一位熟睡的巨人，等待我们去为他敲响沉睡的钟声每……上天也是公平的，不会亏待任何一个人，他给我们每个人以无穷的机会去充分发挥所长……这一份才能，只要我们能支取，并加以利用，就能改变自己的人生，只要下决心改变，那么，长久以来的美梦便可以实现。"

尺有所短，寸有所长。一个人也是这样，你这方面弱一些，在其他方面可能就强一些，这本是情理之中的事情，如果你为自身存在的一些弱点而感到自卑，那么，你有必要调整心态，因为无论是找到自己的优势，还是承认不足，都需要智慧。其实每个人都有自己的可取之处。比如说，你也许不如同事长得漂亮，但你却有一双灵巧的手，能做出各种可爱的小工艺品；你现在的工资可能没有大学同学的工资高，不过你的发展前途比他的大等。

所以，一个人在这个世界上，最重要的不是认清他人，而是先看清自己，了解自己的优点与缺点、长处与不足等。搞清楚这一点，不但助你容易在实践中发挥比较优势，还能助你调整心态、改善睡眠。

无法发现自己的不足，就会使你沿着一条错误的道路越走越远，而你的长处，却被你搁浅，你的能力与优势也就受到限制，甚至使自己的劣势更加劣势，使自己立于不利的地位。所以，从某种意义上说，是否认清自己的优势，是一个人能否取得成功的关键。

当然，要想发展自身的优势，首先要做到对自我价值的肯定，这不但有助于我们在工作中保持一种正面的积极态度，进而转换成积极的行动，无疑是一项超强的利器。马克思说："自暴自弃，这是一条永远腐蚀和啃噬着心灵的毒蛇，它吸走心灵的新鲜血液，并在其中注入厌世和绝望的毒汁。"

因此，失眠的夜晚，你不妨从以下几个方面自我审视：

1.发现你的优势

你首先是明确自己的能力大小，给自己打打分，通过对自己的分析，旨在深入了解自身，从而找到自身的能力与潜力所在。

（1）我因为什么而自豪？通过对最自豪事情的分析，你可以发现自身的优势，找到令自己自豪的品质，譬如坚强、果断、智慧超群，从而挖掘出我们继续努力的动力之源。

（2）我学习了什么？你要反复问自己：我有多少科学文化知识和社会实践知识？只有这样，才能明确自己已有的知识储备。

（3）我曾经做过什么？经历是个人最宝贵的财富，往往从侧面可以反映出一个人的素质、潜力状况。

2.挖掘出自己的不足

（1）性格弱点。人无法避免与生俱来的弱点，必须正视，并尽量减少其对自己的影响。比如，如果你独立性太强，可能在与人合作时，就会缺乏默契，对此，你要尽量克服。

（2）经验与经历中所欠缺的方面

"金无足赤，人无完人"，每个人在经历和经验方面都有不足，但只要善于发现，只要努力克服，就会有所提高。

3.常做自我反省，不断进步

日本学者池田大作说："任何一种高尚的品格被顿悟时，都照亮了以前的黑暗。"只要你具备了多一点自省的心理，便具有了一种高尚的品格！当你取得了一定的成绩后，切不可妄自尊大，也不可自负，人最难能可贵的就是胜不骄，败不馁，懂得自我反省，才会不断进步。

可见，任何一个人，失眠的夜晚，你都可以诚实地面对和了解自己，与自己的内心对话，才能非常了解自己，找到自己优点和缺点，这样，你才能接纳不完美的自己，才能踏实睡觉，同时不断地改善自己的缺点，这样，才能使自己的劣势变为优势，才能做到查缺补漏，从而不断地超越自己。

🔒 解码失眠

在现代社会中，如果你因为无法接纳不完美的自己而失眠，都要学会自我审视，全方位地审视自己，是一种积极的自我超越，正如每日照镜子一样，没有审视的活着，实际上是对自我存在的极不负责的纵容。当然，全方位审视自己，这不仅包括发现自己的不足，还包括明确自己的优势。

六、犯错很正常，别自生自气

生活中的人们，不知你是否有这样的经历：在白天的工作中，因为你的问题，你让公司同事不得不加班；或者工作上出现了疏忽而被领导责骂；或者投资中，因为粗心大意而损失了一笔钱等，到了夜晚，即使你告诉自己这都没什么，但你依然无法入睡，你懊恼不已，悔恨为何要犯错？当这样的情绪缠绕在你心头时，你更是翻来覆去，彻夜难眠。其实，这是完美主义心理在作怪，对自己要求过严的人，通常会出现这样的困扰。

诚然，面对生活、学习和工作，我们都必须认真，因为认真，我们会变得出类拔萃，我们会不断进步。我们鼓励认真的态度，是为了让自己的人生变得幸福和充实，然而，生活中却有一些人，对自己太过苛刻，他们不管做什么事都追求完美，不容许自己有一点点失误，不允许生活有一点点瑕疵，结果常常因为对自己太过苛求而搞得身心疲惫不堪。

温斯顿·丘吉尔说过，成功，是一种从一个失败走到另一个失败，却能够始终不丧失信心的能力。因此，即使你做错了事，也不要总是责备自己。如果你已经决定了下次不再犯类似的错误时，你更应该停止自责。然后，我们就应该摆脱这悔恨的纠缠，使自己有心情去做别的事情。如果悔恨的心情一直无法摆脱，一直苛责自己，懊恼不已，那就是一种病态。

美国作家哈罗德·斯·库辛写过一篇《你不必完美》的文章。在文中，他写了这样一个故事：

因为在孩子面前犯了一个错误，他感到非常内疚。他担心自己在孩子心目

中的美好形象从此被毁，怕孩子们不再爱戴他，所以他不愿意主动认错。在内心的煎熬下，他艰难地过着每一天。终于有一天，他忍不住主动给孩子们道了歉，承认了自己的错误。结果，他惊喜地发现，孩子们比以前更爱他了。他由此发出感叹：人犯错误在所难免，那些经常有些错失的人往往是可爱的，没有人期待你是圣人。

这个故事告诉我们：正视错误，拒绝完美，才令我们完整。因此，日常生活中的人们，不要太苛求自己了，允许自己犯错，你会发现，你才会活得轻松，也会睡得更踏实。

然而，生活中就是有这样一些人，他们做事敬小慎微，对自己要求过于严格，不允许自己犯任何一个错，在通常情况下，因为他们过于认真、拘谨，缺少灵活性，他们比其他人活得更累，更缺乏一种随遇而安的心态。其实，从另外一个方面考虑，错误已经犯了，懊恼无意，悔恨更是毫无作用，既然如此，那么就忘记它吧，无论你今夜失眠与否，明天依然要来到。

曾经听过这样一个故事：

伟大的所罗门王曾经做过一个梦，在梦中，有个智者告诉他一句话，这句话犹如灵丹妙药一样可以治疗人在失意和得意时的种种病。但是所罗门王醒来时却忘了这句话是什么，于是，他召集了王国里最有智慧的长者，并且给了他这只戒指，告诉他，如果想出这句梦中的话，就把它刻在这枚戒指上。几天后，戒指被送还给所罗门王，上面刻着："一切都会过去！"

是啊，无论过去发生了什么，一切都会过去的，新的一天也会来临，请你相信它！

再者，情绪低潮期也应该是我们重建自己的时候，因为你应该重新审视自己，调整自己。我们从成功中学不到任何东西，成长来自于失败、低潮，当然还需要你能正确地认识它，接受它。

有一个少年，他在赶路时不小心把沙锅打碎了，可他头也不回继续前行。有人拦着告诉他沙锅碎了，少年却答道："碎了，回头又有什么用？"说罢继续赶路。

看完这个故事，我们不由高声为少年的睿智而喝彩。英国也有一句名言：别为牛奶洒了而哭泣。这些都告诉我们：如果你不小心在人生旅途上栽了个跟头，请千万不要沉浸在失败的阴影中，要调整好自己的状态，继续走好往后的每一步，否则等待你的将会是无尽的失败。

那么，犯了错误后，我们该如何调整自己呢？

1. 不要苛求自己。

你不要总是问自己，这样做到位吗？别人会怎么看呢？过分在乎别人的看法就是苛求自己，你会忽略自己的存在。

2. 要改变自己的观念。

你需要明白一点，世界上没有完美的事，保持一颗平常心并知足常乐，才是完美的心境。换一种新的思路，即尝试不完美。

3. 要改变释放方式。

当你心情压抑时，你要选择正确的方式发泄，比如，唱歌、听音乐、运动等，并且你要抱着一种享受到心情发泄，这样你很快会感受到快乐。

4. 让一切顺其自然。

不要对生活有对抗心理，过于较真的人，他们会活得很累，因此在思考问题时要学会接纳控制不了的局面，接纳自己的事，不要钻牛角尖。

因此，生活中因为犯错而失眠人们，我们若想睡得踏实，就要走出悔恨和自责的心理误区，当然，除此之外，我们还需要做到：

1. 做到自省

柏拉图说过，内省是做人的责任，人只有通过内省才能拥有美德。一个善于自省的人遇到问题往往会反求诸己，从自己的身上找原因，而不是总把问题推到别人身上。

2. 自我纠错

美国"氢弹之父"爱德华·泰勒具有极好的自我纠错习惯，很多时候，他能自己否定那些在外人看来已经很了不起的见解，正因为这样，他最终沙里淘金，做出了不平凡的成就。

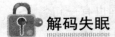

失眠心理学

解码失眠

　　每个因为犯错而失眠的人都要将这句话刻在心中——"已经碎了，回头又有什么用？"提醒自己：别为洒了牛奶而哭泣！无论曾经犯下多大的错误，曾经有过多少的失误都不能成为我们停下前行脚步的理由，只有收拾心情，尽力走好未来的每一步，我们才会有更美好的明天。

第五章

始终做自己，夜晚你就能安然入睡

　　我们都承认一点，任何人都会通过别人的评价来认识自己，比较就应运而生。然而，即使别人再优秀，我们也不会成为别人，正因为没有认识到这一点，不少人常常感到困扰，故而产生睡眠障碍甚至是失眠。对此，心理学家称，每个人都不要为了迎合别人而可以改变。正确的做法是，喜欢自己，认可自己，保持自己的独立个性，还原真实的面貌和风采，夜晚来临时你就能安然入睡。

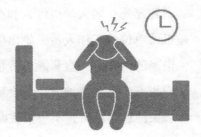

一、不管你睡不睡得着，你都是你

在生活中，我们每个人都生活在一定的集体中，都或多或少有些朋友、同事、亲戚等，于是，我们常常可能会用他人的眼光来审视自己和自己的生活。比如，如果别人说你很漂亮，那么，你一定会欣喜不已；如果你听到某人在背后说你的不是，你一定要与之理论一番……而到了夜晚，这些负面的想法依然在你的脑海中盘旋，以至于无法安睡。然而，你没有想到的是，夜深人静的时候，不管你睡不睡得着，你依然是你，你的烦恼再多，也改变不了这一点。

然而，我们的心情为什么会被他人操控？因为他们太在乎别人的眼光、不懂得关注自己的内心。许多时候，人们之所以看不到优秀的自己，感受不到自己的幸福，都是这一原因。而实际上，我们是为自己而活的，幸福是属于自己的，他人只能旁观，却不能真正感悟，按照别人的期望经营生活，很可能让自己离幸福的脚步越来越远。因此，如果我们想要感受到真正的美丽和幸福，就要学会关注自己。一个人只有首先学会关注自己，看到自己的内心，才能真正接纳自己，接纳别人。

陈萍是一名大学讲师，和很多知识分子一样，她有着幸福的家庭，丈夫也是机关单位的工作人员。她出生在上海，长在上海，但她却似乎对上海有着与生俱来的憎恶。一直只顾着怜惜自己的心情，因而不断地发泄着对她的不满。一心想着走出这个地方，领会别处的山清水秀，阅览漂离于世俗的恬然宁静。不去关注这个城市，不去关注藏匿其中的校园。

这天晚上，她和丈夫因为生活上的一件小事吵架了，然后一直无法入睡。闷闷不乐的她穿上衣服，来到办公室，她并没有和往常一样打开电脑，而是站在窗前，这时候，她恍然觉得自己已把自己游离于校园之外了。她不得不去注意宿舍楼前操场上打球男生的飒爽身影，不得不想到清晨河畔上的水雾缭绕，不得不去注意那比高架还高的壮观正门，不得不想起自己站过的讲台……不知道这里有多少株千年古树，不知道这里有多少种名贵花草，不知道横立在河上有几座桥，不知道两座食堂相距有多远……骤然间，她突然觉得，就是连桂花花香四溢的时节，也没有嗅出这校园所表达的善意和问候。一回眸，一投足，一转身，也是奢侈。也许，置身其中，浑然不觉。不珍惜这美丽，就像当初不珍惜父母亲的无微不至；不珍惜这美丽，就像不珍惜曾经好友之间的友谊现在想，恍如隔世的滴滴点点。

　　晚上，疲倦地从办公室归来的时候，她第一次认认真真地感悟了一番夜间的上海。的确就像贵妇人，雍容不失典雅，华贵兼顾端庄，成熟而有风韵，大方不带含蓄。于是，她恍然想起那句话——我们的身边并不缺少美，而是缺少发现美的眼睛，也许，比发现美的眼睛更需要的是发现美的心灵。自从那以后，陈萍觉得自己爱上了上海，更爱上了周围的一切。

　　故事中的主人公陈萍就是个懂生活、善于发现美的女人，原本失眠的夜晚，她偶然想到了周围生活环境的美，于是，她的心境改变了，她也就快乐多了。

　　在生活中，我们每个人要想拥有好睡眠，都应该拥有一颗宁静的的心，用它来面对最真实的自己，用它来覆盖生命的每一个清晨和夜晚。从此，我们便不再因外界的一点风吹草动而骚乱自己的内心，你会因为好心情而美丽动人，生活也会因此而健康美丽。

　　那么，可能有些人又会产生疑问，我们该如何关注自己呢？

　　1.我们应该保持内心的纯净

　　有一句名言：如果心不造作，就是自然喜悦，这就好像水如果不加搅动，本性是透明清澈的。接纳自己的第一步就是让内心淡定，只要你的心是纯净

的，那么，你就能接受幸福，接受快乐，淡化痛苦。反过来，如果你内心躁动，你又怎么能看到最本真的自己呢？

2.我们要学会走自己的路

人与人总是不同的个体，生活也会因人而异，不同的人在同一件事情上，看待事情得到的结果总是不同的。另外，他人不可能参与到你的生活中来，因此，我们可以告诉自己："走自己的路，让别人去说吧。"

3.我们要学会接受自己不完美的自己

每一个人都是不完美的，这是不变的真理，关注自己，就难免发现自己的不足，此时，他们不能妄自菲薄，也不应该自卑。相反，我们应该为此而感到欣慰，我们看到了最真实的自己，我们才有了进步的空间。

4.我们还应该学会享受现在的生活

钱钟书先生在围场的小说里对人性的本性，欲望的评论有过精彩的论述，"围在城里的人想出来，城外的人想冲进去，对婚姻也罢，职业也罢，人生的愿望大都如此！"当你得到一样，就总想得到另外一样。但你想过没有，如果你处于城中，为何不好好享受城中的生活呢？其实冲进去或是走出来，也不过是一种意识形态，里或外的区别不过是自己的心给出的答案。

5.我们应该学会调节自己

生活中存在着各种各样的压力，有些压力虽然看不到，摸不着，但却真实地存在我们的周围。如何在家庭责任、工作及人际关系的压力中做个"走钢丝的能手"，在家庭和事业间掌控平衡，在职场自在地游弋是现代人的必修之课。面对来自各方面的压力，我们一定要懂得自我调节。比如，当遇到不如意的事情时，可以通过运动、读小说、听音乐、看电影、看电视、找朋友倾诉等方式来宣泄自己不愉快的情绪，也可以找适当的场合大声喊叫或者痛哭一场。

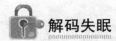 **解码失眠**

我们周围的世界总是在发生着变化，和外在行为的动静相比，内心的动静

才是根本，精神才是人类生活的本原。不与人搞攀比，这样内心才能宁静而不浮躁，才能安然入睡。

二、始终做最好的自己

我们生活中的每个人，都希望获得成功，而对于那些比我们优秀的人，我们不免心生羡慕，甚至希望成为别人，而我们更明白一点，谁也不能成为别人，基于此，不少人感到痛苦和不安，而这一点，成为不少人失眠的原因。

据专业心理咨询师和催眠师的建议，任何一个人有失眠困扰的人都应该学会关注自己的内心，而不要把眼光放到其他人身上，对于这一点，詹姆斯·戈登·基尔凯曾指出一点："这是我们全人类的问题。"事实上，心理学家已经证明，很多在精神和心理上有问题的人，追究起来，就是因为他们无法做到始终保持自我。安吉洛·佩吉还曾写过13本书以及几千篇关于儿童训练的文章，对待这一问题，他曾说过："对于任何人来说，最糟糕的就是不能成为自己，并在身体和心灵中保持自我。"

其实，在导演《别了，西普斯先生》和《战地钟声》之前的很多年，山姆一直在从事房地产，因此多年的销售经验让他确实有着销售员的个性。在他看来，他认为从事电影行业也是如此。他明白，模仿别人只会一事无成，在演员的挑选上，他的原则也一直是"尽量不选用那些总是模仿他人的演员，这是最保险的。"

曾经有个女孩，她的父亲是一名公交车司机，她的梦想是成为明星。

她一直想变成歌星，但她容貌不佳：嘴巴大，一口龅牙。在她第一次去新泽西州的夜总会驻唱时，她一起企图用她的上嘴唇去遮蔽自己的牙齿，好让自己看起来更漂亮一点，却弄巧成拙，她让自己变成了一个四不像，看样子，她只能失败。

　　幸亏的是，在当天晚上，有一位男士看了她的演唱表演，认为她是个有歌唱天分的女孩，于是，他这样开导她："我看了你的表演，我发现你想掩饰什么，你是不是觉得你的牙齿长得很难看？"女孩在听了这位男士的话后觉得很难为情，不过那个人并没有停止他的意见："龅牙又怎么样？难道长了龅牙就犯罪了，别试图去掩饰它，大胆地开口唱歌吧，你越是表现得坦然，你的听众就越是喜欢你，再说，现在在你看来带给你耻辱的龅牙，也许有一天会成为你的财富呢！"

　　女孩接受了那位男士的建议，她再也不去想自己的龅牙有多丑的事，而是把自己的精力完全倾注到了唱歌上，她在唱歌的时候很开怀，就这样，在后来，她成了电台中走红的巨星，成为了别人模仿的对象。

　　威廉·詹姆斯曾说过这样的话："一般人的心智使用率不超过10%，很多人都不了解自己到底还有些什么才能。人们往往对自己设限，因此只运用了自己身心资源的一小部分。实际上，我们拥有的资源很多，但却没有成功地运用。

　　那么，既然如此，你为何还要自叹不如别人呢？又为何因为这一问题而伤神失眠呢？你要明白，在这个世界上，不会有第二个你，现在没有，以后也不会有。这一点，我们能从遗传学书籍中找到证据。我们每个人都是由父亲和母亲的23条染色体组合而成的，决定我们遗传的，就是这46条染色体，每一条染色体中，还有数百个基因，任何一条单一的基因又能影响甚至改变我们的一生，这就是令人敬畏的人类生命的形成。

　　当相爱的父母孕育了你以后，在这个世界上，可能会有个和你完全一样的人，但存在的概率只有三百万亿分之一。实际上，即便这个人存在，他们也都与你不同，这绝不只是猜测，假如你不相信的话，那么，请你翻看这方面的书籍吧。

　　美国作曲家欧文·柏林给后期作曲家乔治·格西文一个忠告：做你自己吧！在柏林与格西文第一次见面时，柏林已经是个已享盛誉的作曲家，而当时的格西文却依然是个名不经传的年轻作曲家。不过，他有着出色的才华，柏林也发现了这一点，于是，柏林出高出格西文平时薪水的三倍来聘请他做音乐秘书，可是柏林也劝说格西文："别接受我的聘请，假如你接受了，你只能成为第二个柏林，但如果你拒绝了，能坚持你现在自己做的，那么，我相信有一天，你能成为一流的格西文。"

格西文深知柏林话中的意思，他按照自己的想法一直努力着，终于有一天，他逐渐成为美国当代极具影响力的作曲家。

我们熟悉的查理·卓别林，以及很多像他一样成功的人，都曾和我一样为模仿他人付出代价，不过最终吸取到了教训。

在卓别林开始当演员的时候，导演让他模仿当时的著名影星，结果他一事无成，直到他后来明白这个道理、逐渐成为自己以后，他也就逐渐成功了。鲍勃·雷柏也有类似的经验，在他成名前的很多年前，他都在唱歌和跳舞，一直未发挥自己特殊的才能。

明星玛丽·布莱德第一次走上荧屏时，她努力模仿一位爱尔兰明星，但却失败了，后来，当她尝试着以乡村姑娘的本来面目示众时，她才慢慢走红。

吉瑞·奥特利一直不喜欢自己的德州口音，他希望自己能像个城市人一样被人尊重，因此他开始像个城市人一样说话、穿衣，并对待宣称自己是纽约人，但这样导致了别人在他背后的嘲笑。后来，他重新拿起自己的三弦琴，开始演唱自己熟悉的乡村歌曲，走在这条独特的道路上，他才成为了后来美国受人欢迎的牛仔。

自从你来到这个世界上，你就是独特的，你应当为此而雀跃，你应该善于运用自己的天赋。其实，那些所谓的艺术，也都是对自我的一种体现而已，你能唱的、画的也都只有你自己，选就的只有你的经验、环境和遗传。你只有在你生命的舞台中演奏好自己的乐器，才能活得精彩。

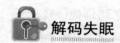 **解码失眠**

我们每个人都是独特的，都有着未被开发的潜能，那么，你又何必担心自己不如别人呢？又为何因此失眠呢？只要你始终做自己，你就是优秀的。

三、寻找接受自己的伙伴

我们都知道，在生活中，很多时候，我们对自身的认知和判断与来自外界的评价有很多关系，所以，我们都希望拥有好人缘，希望获得积极正面的评价。然而，无论我们表现得多完美，依然有人不喜欢我们。此时，我们可能会对自己产生怀疑，甚至妄自菲薄，这也是一些失眠者无法安睡的重要原因之一。对此，我们应该明白，多与支持和了解自己的人为伍，我们才能得到积极正面的心理暗示，也才愿意做回自己。所以，任何一个有医院改善自己睡眠的人，都要明白，人际交往中寻找接受和喜欢自己的伙伴，才能让我们内心踏实丰盈。

中国人常说："人生得一知己足矣。"也许这就是友谊的最高境界。的确，大千世界，茫茫人海，多少人与我们擦肩而过，多少人与我们有过一面之缘，有多少人真正在我们的生命里留下印记，又有多少人真正走进我们的心里呢？

因此，在强调要与人合作的今天，我们也要选择结交那些与自己志趣相同的人，这样才能强化自我认同感，才能努力做自己，从而在夜晚内心踏实安稳，让身心都得到很好的休息。为自己寻找"知己"并肩作战，这样的合作才更持久，也才更能产生积极的效果。

那么，什么是"知己"呢？所谓"知己"，顾名思义，就是知道、了解自己内心的朋友。每个人都有很多朋友，但是真正的知己却很少。对于知己的定义，或许我们应该了解这一故事：

春秋时期，楚国有一位赫赫有名的音乐家，叫俞伯牙。在小时候，俞伯牙就天赋异禀，非常喜欢音乐，拜了著名的琴师成连为师，学习琴艺。

经过三年的学习，俞伯牙琴艺渐精，成了当地著名的琴师。虽然人们都对俞伯牙的琴艺竖起了大拇指，但是俞伯牙却常常因为自己在艺术上达不到更高的境界而苦恼。成连老师知道俞伯牙的心思后，对他说："如今，我已经把自己的所有技艺都传授给你了。至于音乐的感受力、悟性方面，我也没有领悟好，所以教不了你。我的老师是一代宗师方子春，如今，他住在东海的一个岛上。他不仅琴艺高超，而且对音乐有独特的感受力。你去拜他为师继续学习吧，好吗？"俞伯牙听了之后大喜过望，连声答应。

不久，他们就乘船去往东海。一天，船行至东海的蓬莱山，成连对伯牙说："你先在蓬莱山等一下，我去接老师，很快就回来。"说完，连成就头也不回地划船离开了。伯牙等了很多天，始终未见连成回来，非常伤心。他回首望岛内，山林一片寂静，只有鸟儿在啼鸣，像在唱一首忧伤的歌；他抬头望大海，只见大海波涛汹涌，了无人迹。伯牙触景生情，即兴弹了一首充满忧伤的曲子。俞伯牙身处孤岛，每天与树林飞鸟为伍，与大海波涛为伴，感情渐渐地发生了变化，逐渐领悟到了艺术的本质。此后，俞伯牙的琴艺得到了很大的提高，创作出了很多真正的传世之作。最终，俞伯牙终于如愿以偿地成为了一代杰出的琴师，不过，没有几个人能真正听懂他所弹奏的曲子。

一日，俞伯牙乘船沿江旅游。船行到一座高山旁时，突然下起了大雨，因此船停在山边避雨。伯牙耳听着淅沥的雨声，看着雨打江面的景象，不禁琴兴大发。正当伯牙弹得兴致高涨时，突然感觉到琴弦上有异样的颤抖。伯牙知道，这是琴师的心灵感应，说明此刻附近有人在听琴。伯牙走出船外，果然看到岸上树林边坐着一个打柴人正在侧耳倾听，这个人就是钟子期。

伯牙赶紧把子期请到船上，说："我为你弹一首曲子听，好吗？"子期马上表示洗耳恭听。伯牙即兴弹了一曲《高山》，子期情不自禁地赞叹道："多么巍峨的高山啊！"接着，伯牙又弹了一曲《流水》，子期再次称赞说："多

么浩荡的江水啊！"伯牙又钦佩又激动，对子期说："在这个世界上，只有你能听得懂我的心声，你真是我的知音啊！"就这样，两个人结拜为生死之交。

伯牙与子期约定，一旦周游完毕，就会亲自去子期家登门拜访。一日，伯牙如约前来子期家登门拜访，但是却听闻子期已经不幸因病去世了。得知这个消息后，伯牙伤心欲绝，奔到子期墓前为他弹奏了一首充满悲伤和怀念的曲子，然后站起身来毫不迟疑地把自己珍贵的琴砸碎于子期的墓前。从此，伯牙与琴绝缘，再也没有弹过琴。

自古以来，因为钟子期能够听懂俞伯牙的琴声，所以，人们就把俞伯牙与钟子期的惺惺相惜当成是知己的典范。

清末曾国藩也曾告诉我们该如何结交朋友："要结交金石之交""要结识志趣相投者"，那么，什么是志趣相投者呢？也就是会称赞你的人，正是与你相似的人，你也会称赞与自己相似的人。若非同类，便无法理解其真意，也不知其善恶。而称赞与自己相似之人，还能令你感到自己也得到了认同。人有不同的层次，理解与称赞，乃至以迂回形式出现的自我认同，都是在同一层次的人中进行的。

的确，真正的知己，不会受到外物的限制，就像伯牙鼓琴志在高山，钟子期曰："善哉，峨峨兮若泰山！"志在流水，曰："善哉，洋洋乎若江河！"伯牙所念，钟子期必得之。那是心有灵犀的奇妙，是一种无须言说的理解，是心灵长久的感动，是两人情操智慧的共鸣。

那么，在人生的道路上，什么样的人才是让我们内心安宁的伙伴呢？

1.知己

"知己"就是体现在"知"上，就是要能够互相了解、互相体谅、以诚相待，没有任何的欺瞒，虽然这点看起来简单，但生活中能做到的人却很少，这也正解释了为什么知己难寻。

2.有共同语言者

知己还需要有共同语言，两个人，只有共同语言，才能相谈甚欢，才能有高山流水般的共鸣，否则，这种关系充其量只能称为朋友。

总而言之，知音难觅，知己难求，遇到志同道合者一定要珍惜。

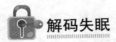

　　我们都需要来自外界的认可和支持，都需要友谊的相伴，这是让我们心灵踏实的源泉之一。寻找接受自己的伙伴，就是寻找志趣相投者，有知己，是人生一大幸事。走自己的路，别太在意别人的评价。

四、解开心结，做最好的自己

　　我们都知道，在这个世界上，没有完美的人。每个人天生就有各种各样的缺陷，有的人太胖，有的人太瘦，有的人太高，有的人太矮，有的人性格急躁，有的人没有耐心，有的人心胸狭隘，有的人做事情磨磨蹭蹭……面对这些形形色色的缺点，为了给别人留下美好的印象，有些人刻意掩饰，生怕被别人发现。其实，这样的做法非但于事无补，反而还会事与愿违。很多时候，我们伪装自己，讨好别人，最终却因为失去自我而变得毫无个性可言，反而无法赢得人们衷心的喜爱。

　　因此，我们不得不承认，很多时候，一些失眠，是因为他们没有摆正自己的位置，总是用别人的眼光审视自己，内心无法安宁，夜间也就无法安睡。

　　多多从小就长得很胖，她听到最多别人的评价就是"肥猪""小胖妹"，夜里那些别人在背后嘲笑她的话就一直在她的脑海中回想，以至于经常睡不着。

　　到高中的时候，多多曾经为了减肥而节食，每天只吃黄瓜和西红柿，不过以贫血晕倒而告终。上大学了，看着班里的女同学每天花枝招展的，多多的心里又开始长草了，她也不知道自己为什么。只要是一个人的时候，尤其是晚

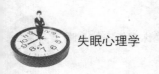

上，她就在想用什么方法才能减肥，因此她经常睡不着，到下半夜还十分庆幸，而第二天又没有精神，经常是浑浑噩噩的。

好在大学离家很远，妈妈鞭长莫及，所以多多这次下定决心要减肥。她每个月省吃俭用，把妈妈给的生活费节省了一部分，办了一张健身卡。为此，多多疯狂地锻炼，一有时间就去健身房跑步、游泳，第一个月的时候，多多的体重确实有所下降。不过，从第二个月开始，体重非但没有继续下降，反而恢复了常态。后来，多多听同学们说最近很流行针灸减肥，因此她也想试一试，但是一想到要把长长的针扎进身体里，她又有点儿犹豫，因为她很怕疼。夏天来了，看着女同学们婀娜妙曼的身姿，再看看自己臃肿的没有腰身的身材，连连衣裙都都不能穿，多多一狠心去针灸了。针灸减肥的确有点儿效果，但是效果却并非像同学们说得那么明显。渐渐地多多的心思不在学习上了，她的学习成绩由班级前三名，变成了三十几名，甚至她期终考试时因为有一门课程的成绩不及格，必须重修。

妈妈得知这件事情之后，非常痛心。为了帮助多多摆正心态，她劝多多去咨询一下心理医生，看看怎样排解这种忧郁的情绪。为此，多多去咨询了心理医生。得知多多的妈妈和姥姥也比较胖之后，心理医生问："因为比较胖，你觉得自己有什么不舒服的地方吗？"多多说没有。心理医生又问："我很理解你想把自己变得苗条起来的迫切心情，不过，我觉得和身材的苗条比起来，心灵的健康才是更加重要的。人们常说，心宽体胖，我想你的妈妈和姥姥一定生活得很快乐吧？"多多思索片刻，肯定地说："是的，妈妈和姥姥总是乐观地面对生活，很少看到她们愁眉不展。"心理医生接着说："是啊，我想，你也一定像你的妈妈和姥姥一样快乐地生活，当然，前提是你要放开自己的心结，要从心底里接受自己比较胖的事实，喜欢自己，认可自己，毕竟，虽然你身体比较胖，但是你的心胸非常开阔，所以你的热情、乐观一定能够使你周围的人非常喜欢和你交朋友。要知道，即使是再美丽的容颜，也会老去，而只有富于魅力的人格，才能够保持永久的魅力。"听到这里，多多若有所思地点点头说："我明白了，既然无法改变，我就要真心地接受自己，只有这样，我才会放下心中的负累，变得像以前一样快乐。"从此，多多像变了一个人似的，再也不过于在意自己的身材，而是快快乐乐地生活。很快，同学们发现了多多的变化，都喜欢和这个热情开朗、积极自信的她交往，现在的她，每天晚上都睡得很香。

很多时候，我们总是会对自己的某些地方不太满意，假如是可以改变的，经过努力改变了当然是皆大欢喜，但是如果是无力改变的，那么就应该顺其自然，坦然接受。就像故事里的多多，因为妈妈和姥姥都比较胖，所以她的身材完全是遗传导致的。因此，常规的减肥方法对她收效甚微。假如多多一直纠结于减肥的事情，不但会使学习成绩一落千丈，甚至还会使自己长期失眠、身体状况变得越来越差。幸运的是，在心理医生的开导下，她认识到了人生最重要的是健康快乐，并且及时调整了自己的想法，所以才能重新恢复积极乐观的生活态度。

其实，在这个世界上，不管一个人的表现多么好、多么出色，都无法让每一个人都喜欢自己、认可自己。实际情况是，总会有人因为某些原因不喜欢有些人的表现，不认可和肯定某些人。因此，才有了物以类聚，人以群分的祖训。实际上，你只要做好自己，自然就会有与你脾气、秉性相投的人喜欢你。每一个人都应该扪心自问：我喜欢自己吗？曾经有心理学家提出一个观点，就要想让别人真正喜欢你，就要培养让自己喜欢自己的特质。换言之，就是要形成自己的个性，做最本真的自己。听到这句话，你可能会觉得很惊讶。在通常情况下，大多数人都觉得只有美貌、财富、良好的与人交往的能力才能吸引别人，但是这却并不是你需要具备的特质。其实，在生活中，有很多人既不美丽，也不富有，但是却总能受到朋友们的喜爱，究其原因，是因为他们真心喜欢自己。

因此，人的本性决定了人们只有受到适当的鼓励才会有更大的动力。传统和世俗使人们习惯于说话办事都得到别人的认可。一旦自己的某些举动和建议得不到别人的赞许，就会感觉到出了问题，无法放心。这样一来，就会在不知不觉之中放弃了主宰自己、独立行事的权利，过于在意别人的评价。面对别人

的表扬，我们总是觉得非常快乐，感到自己是有价值的。不过，凡事有度，虽然我们喜欢得到表扬，但是却不能把表扬作为自己生活的唯一目的。否则，就会事与愿违。

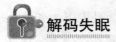
解码失眠

但丁曾经说过，"走自己的路，让别人说去吧。"其实，每个人都有属于自己的人生。既然是自己的人生，就要按照自己的方式去生活，实现自己的人生目标。因此，任何一个有失眠困扰的人，都应该先去除心理的结，只有先从心底里接受自己、认可自己、喜欢自己，只有这样，才能坚定地走自己的人生之路。

五、即使怀疑也要试着相信自己

据心理学家、专业催眠人士称，有睡眠障碍、长期失眠的人，大多数都有自卑的特点，遇事时，他们多半会看低自己的能力而夸大事情的难度。而一旦遇到挫折，他们就会怀疑自己，焦虑情绪和他们的自卑心更为明显，失眠症状也会加剧。因此，专家提议，对于这类失眠者，最主要还是要提升自己的自信力，多一份自信，就少一份焦虑。

心理学家罗杰斯曾提出"人本主义"，而人本主义的实质就是让人看到自己的本性，而不再倚重外来的观念，让人重新信赖自己，消除外在环境因素，通过内化强加给自己的价值观，让人可以自由表达自己的思想和感情，自主的健康发展。然而，一个人只有首先接纳自己，树立自信，才能全面、正确地看待自己，挖掘自己的潜能。美国著名心理学家基恩，小时候亲历过一件让他终生难忘的事，正是这件事使基恩从自卑走向了自信，也正是这种自信，使他一步步走向成功。

接下来，我们再看看这样一则故事：

有一个女孩名叫芳，长相平平，命运在她13岁的时候和她开了一个玩笑：那是一个暑假的中午，她骑自行车出去买冷饮，在回来的路上被一辆汽车撞倒，压断了左腿。从此，芳就只能坐在轮椅上，后来，父母给她装了假肢，但她只有一条腿的事所有人都知道，芳很自卑，内心挣扎，一个又一个的夜晚，她沉浸在泪水里，辗转难眠，她更不敢去学校，她知道，从此以后，肯定没有人愿意跟她做朋友，也没有男孩喜欢他。

然而，有一天清晨，她拉开门，惊讶地发现门口摆着一束娇艳欲滴的红玫瑰，旁边还有一张小小的卡片。她迅速地将花和卡片拿到自己的房间，轻轻地打开卡片。上面有几行字，是这样写的：

其实一直以来我都想对你说一声：我喜欢你。但却没有勇气，因为你的一切让我深感自卑。你那平静如水的眼神，你优美的文笔，你高雅的气质，让我很难忘记。所以，我只能默默地看着你。——一个喜欢你的男生

芳心怦怦直跳，没想到自己还有那么多的优点，自己原来并不是没有人喜欢啊。从那以后，芳开始主动和同学交谈，成绩也渐渐上升，慢慢地，老师和同学都相很喜欢她。高中毕业以后，她考上了大学，凭着那份自信，她在学校中尽情发挥自己的才能，赢得许多男生的追求。最后，大学毕业后找了一份很满意的工作，并且找了一个深爱她的丈夫。

芳一直有一个心愿，就是找出那个给她送花的人，想感谢他让她重新找回了自信，要不是那朵花，现在或许一切都是希望和等待。有一天，无意间，她听到她爸妈的谈话。她妈说："当年你想的招儿还真有用，一朵玫瑰花就改变了她的生活。"

芳不禁愕然，怪不得那字看起来像被人故意用宋体写的，但一朵玫瑰花的作用真那么大吗？不，是自信转变了芳的生活。

心理学家认为：一个人如果自惭形秽，那她就不会成为一个美人；如果他不相信自己的能力，那他就永远不会是事业上的成功者。

　　心理学教授说，自卑是一种消极的自我评价或自我意识，即个体认为自己在某些方面不如他人而产生的消极情感。自卑感就是个体把自己的能力、品质评价偏低的一种消极的自我意识。具有自卑感的人总认为自己事事不如人，自惭形秽，丧失信心，进而悲观失望，不思进取。

　　更重要的是，总是自我怀疑、内心自卑的人，也更容易产生睡眠障碍。从这个意义上说，如果你是个这样的人，那么，首先你就要尝试着相信自己。

　　首先，客观地认识自己。就是不仅要看到自己的优点，也要看到自己的缺点，并客观地给予评价。要做到这一点，除了自己对自己的评价，还要注意从周围人身上获取关于自己的信息。这些人可以是我们的父母，也可以是我们的朋友，也可以是我们的同事，只有这样，我们才能够逐步形成对自我全面客观的认识。

　　其次，面地接纳自己。因此，真正的自我接纳，就是要接受所有的好的与坏的、成功的与失败的。不妄自菲薄，也不妄自尊大，不卑不亢，才能健康地发展自己，逐步走向成功。

　　再次，你还需要积极地完善自己的不足。这些不足，指的是某些"内在"上的，比如，学识、技能、素质等。

　　最后，对于别人对你的批评，你需要理性地看待。因为别人批评你是免不了的。如果你对别人的批评很在意，心理上就会很难过，越辩就越黑；如果你以理性的态度、开放的心情去接受，心情反而会坦然。

🔒 解码失眠

　　一个人若被自卑感所控制，其精神生活将会受到严重的束缚，如产生睡眠障碍，可以说，自卑更是人们寻求幸福的一条绳索。因此，任何一个人，无论怎样，都要努力相信自己，只有这样，才能摒除失眠困扰，享受安宁人生。

六、放下执念吧，没什么是非要不可

人生在世，我们想要的实在太多，然而，对于任何人来说，如果你什么都想要，那么，最终，你很有可能什么也得不到。然而，在我们的生活中，就有一些人，他们总是心存执念，什么都想要，在众多的诱惑之中，他们往往会斤斤计较，患得患失，优柔寡断。要是没有得到的话，就焦虑万分，甚至失眠，然而，人生在世，只有放下执念，才能淡定于心。所以，专业心理咨询师认为，解除失眠困扰的人，首先还是要调整自己的心态。

诚然，我们都知道，执着是一种良好的品质，是认准了一个目标不再犹豫坚持去执行，无论在前进中会遇到任何的障碍，都绝不后退，努力再努力，直至目标实现。因此，执着都被人公认为一种美德，然而，过分执着就变成了固执，这是一种弊病。固执的人之所以固执，是因为他们对于自己要做的事心存执念，他们认准了目标后便不再回头，撞了南墙也不改变初衷，直至精疲力竭。因此，有时候，要想重新审视自己的行为，你就必须首先放下那些无谓的执念。在《郁离子》里有一个故事：

一个年轻人在路上碰到了一位老者，这位老者正坐在路旁哭泣。这个年轻人感到有点好奇，于是上前询问："老人家，您为什么会这么悲伤啊？"

老人抬头看了他一下，回答道："我的命真苦啊，我年少时，当权的皇帝喜欢与武者交往，于是我便拜了一位武者为师，可待我学成之后，那位喜用武者的皇帝已经驾崩了。新上任的皇帝又喜欢文士，于是我又拜了一个秀才为师。待我学成后，新任国王却又喜欢年少者为师，而我那时已两鬓斑白。就这样，我最后一事无成。现在我走在街上，忽然想起了这些经历，所以才在此痛哭啊！"

这位老者文武俱通，不可不谓是个人才，但他却不懂得放下，因此到最后一事无成。事实上，人的生命毕竟是有限的，有时候，我们对于某些目标的成功也都是幻想，是不可能实现的。如果你把你毕生的时间都花在了坚持那些无

谓的执念上，那么，当你年迈之时，只能悔之晚矣，而学会放下那些执念，你才可能充足人生，迎来新的人生。

一个人生活的快乐与否，完全决定于个人对人、事、物的看法如何，一个什么都想要的人怎么会活得快乐？内心恬适，它既是一种生活艺术，又是一种养生之道。对万事万物保持一种恬淡的心境，不强求、不执拗，始终做本色自我，更容易找到自己的位置，试想，秉持这样的心态，又怎么会在静谧的夜晚煎熬呢？

人的一生，不可能什么都得到，相反，有太多的东西需要我们放弃。爱情中，强扭的瓜不甜，放手的爱也是一种美；生意场上，放下对利益的无止境的掠夺，得到的是坦然和安心；在仕途中，放弃对权力的追逐，随遇而安，获得的是一份淡泊与宁静。

古人云：无欲则刚。真正的放下，才是一种大智慧、一种境界。因为不属于我们的东西实在太多了，只有学会放弃，才能给心灵一个松绑的机会。表明上看，放下了就意味着失去，所以是痛苦的，然而，如果你什么都想要，什么都不想放下，那么，最终你什么都得不到。人生苦短，无非几十年，有所得也就必有所失。只有我们学会了放弃，我们才会拥有一份成熟，才会活得坦然、充实和轻松。

然而，现代社会中的人们，之所以睡不好，就是因为拿起来容易，放下却很难。因为你如果放下了，就以为是承认了失败，就如同是认输。在我们所受的教育里，强者是不轻易言败的。所以，我们常常会被一些高昂的英雄气词语所激励，不屈不挠、坚定不移、坚持到底、永不言败等。是的，我们的人生需要砥砺。但是，如果是一个站在了死胡同里却还是要坚持走到底的人，他并不会成为英雄，他的死不认输，只会让自己深陷执拗之中。

从前，有甲、乙两个人，他们生活得十分窘迫，但两人关系却很要好，经常一起上山打柴。

这天，他们和以往一样上了山，走到半路，却发现了两大包棉花。这对于他们来说，可以说是一大笔意外之财，可供家人一个月衣食丰足。当下，两人各自背了一包棉花，赶路回家。

在回家的路上，甲眼前一亮，原来他发现了一大捆上好的棉布，甲告诉乙，这捆棉布可以换更多的钱，可以买到更多的粮食，应该换做背棉布。而乙却不这么认为，他说，棉花都已经背了这么久了，不能就这么放弃了，乙不听甲的话，甲只好自己背棉布回家。

他们又走了一段路，甲突然望见林中闪闪发光，走近一看，原来是几坛黄金，他高兴极了，心想这下全家的日子不用愁了，于是，他赶紧放下肩上的布匹，拿起一个粗滚子挑起黄金。而此时，乙仍是不愿丢下棉花，并且他还告诫甲，这可能是个陷进，还是不要上当了。

乙不听甲的劝告，只好自己挑着黄金和乙一起赶路回家。走到山下时，天居然下起了瓢泼大雨，两人都湿透了。乙更是叫苦连天，因为他身上背的棉花吸足了雨水，变得异常沉重，乙不得已，只能丢下一路辛苦舍不得放弃的棉花，空着手和挑黄金的甲回家去。

故事中的这两位村民为什么在收获上会有如此的不同？很简单，因为背棉花的村民不懂得变通，只凭一套哲学，便欲强渡人生所有的关卡。而另外一位村民则善于及时审视自己的行为。

可见，放弃是对事物的完全释怀，是一种高妙的人生境界，生活中那些吃得下，睡得着的人，总是拿得起，放得下，因为他们明白，有些无谓的坚持是没有任何意义的。放下既是一种理性的决策，也是一种豁达的心胸。

解码失眠

失眠者常常是因为心中有放不下的结，而人的一生需要我们放下的东西很多。古人云：鱼和熊掌不能兼得。如果不是我们该拥有的，那么我们就得学会放下。人生注定要经历多姿多彩的风景，唯有放下具有别致的风韵。

不知你是否有这样的感触：失眠的夜晚，你从床上爬起来，沏一杯咖啡，来到窗前，静静俯瞰这个城市中匆匆行走的人们，是否觉得自己累了太久？在万籁俱寂的子夜时分，你也希望沉沉地睡去，但一想到次日依旧要面临繁杂的工作、生活，你是否觉得心力交瘁？你听够了上司的训导，同事的唠叨，孩子的哭闹，家人间的争吵……你也希望能改善自己的睡眠，改变自己现在糟糕的状态，然而，掌握幸福生活的钥匙就在我们自己手里，我们首先要做的还是正视压力并调节自己的心态。

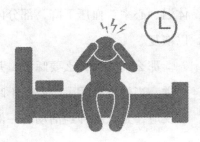

一、累了，就好好睡一觉

我们都知道，快乐的心情可以成为事业和生活的动力，而恶劣的情绪则会影响身心的健康。然而，现代社会，人们为了生活，四处奔波，工作和生活的压力常常使我们喘不过气来。人们急切地希望寻找到一种能帮助自己减压的方法。于是，市场上各种付费方法就应运而生了，诸如，维生素药剂，各种放松疗法等，我们不能否定这些疗法的功效，但最好的养生方式是睡觉。

哲学家尼采曾说过这样一段话："当你产生自我厌烦情绪时，当你开始厌烦周围的一切时，当你做什么都感到疲惫不堪时，你该做什么来调整自己呢？赌博？宗教？时兴的放松疗法？维生素药剂？旅行？饮酒？不！好好吃个饱饭，然后再睡个饱，比平时多睡一会儿，这才是最好的方法。当你醒来、睁开眼睛后，你会发现自己焕然一新，充满力量。"

这里，尼采阐述的就是最好的减压方法就是睡觉。尼采的观点是，当我们感到身心俱疲时，给自己多一点时间睡觉，我们就能快速恢复、获得力量。这是因为，在睡眠期间，人体各器官会合成一种能量物质，以供活动时用。由于体温、心率、血压下降，部分内分泌减少，使基础代谢率降低，也能使体力得以恢复。

那么，人为什么要睡觉？几乎每个人在忙碌了一天之后，都要香香地睡上一觉。当然也有活了一辈子不睡觉的人，但那是极个别的。人要睡觉是一种生理反应，是大脑神经活动的一部分，是大脑皮质内神经细胞继续兴奋之后产生了抑制的结果。当抑制作用在大脑皮质内占优势的时候，人就会睡觉。人们在生活中，有工作，有休息；在神经活动中，有兴奋，有抑制。抑制是为了保护神经细胞，以便让它重新兴奋，让人们继续工作。

可以说，良好的睡眠将使大脑受益。关于睡眠与其他有感知的技能关系仍在继续着。德国卢比克大学的janbon和他的同事们曾经做过一项研究，研究表明了为什么睡眠往往给人们带来比较好的效果。被研究的对象有106名，他们让这些人通过简单但却十分枯燥的一连串数字转换为另外一串，而这些人并不知道的是在这当中有个隐藏的计算诀窍，以此让他们能大大缩短反应时间。而夜间良好的睡眠将参与者发现这种诀窍的概率从23%提高到了59%。可见，睡眠是非常重要的。

好好睡觉就是治病，可以修复身体机能，保护心脏，然而，睡个好觉，已经成了很多人的"奢侈品"。据统计，目前我国睡眠障碍患者约有3亿，睡眠不良者竟高达5亿人！美国睡眠基金会一项调查则指出，现代人的睡眠比生活在19世纪初的祖父母们要少2小时12分钟。

高品质的睡眠是抵抗疾病的第一道"防线"。据德国《经济周刊》日前报道，缺乏睡眠会扰乱人体的激素分泌。若长期睡眠不足4个小时，人的抵抗力会下降，还会加速衰老、增加体重。而哪怕只是20分钟的小睡，也能让你像加满油的汽车一样动力十足。法国卫生经济管理研究中心的维尔日妮·戈代凯雷所作的一项调查表明，缺觉者平均每年在家休病假5.8天，而睡眠充足者仅有2.4天。前者给企业造成的损失约为后者的3倍。

接下来，我们总结一下睡眠的好处：

1.睡眠有利心脏健康

研究人员对居住在希腊的23681人进行调查，结果显示，一周内至少有三次30分钟午睡的人患心脏病的风险降低了37%。此外，难治性高血压、糖尿病等，也都与睡眠密切相关。

2.睡得好，能让你更聪明

在睡眠状态下，脑细胞能量得到储存，大脑耗氧量开始减少。醒后人的大

脑思路开阔，思维敏捷，记忆力增强。德国睡眠科学家在英国《自然》杂志上撰文指出，好的睡眠质量还能增强创作灵感。

3.睡眠可以减压

研究表明，睡眠可以降低体内压力激素的分泌。每当感到压力大的时候，即使打个小盹，也能让你迅速释放压力，提高工作效率。

4.睡眠是最便捷、省钱的美容方式

人睡着时，皮肤血管完全开放，血液充分到达皮肤，进行自身修复和细胞更新，起到延缓皮肤衰老的作用。睡眠不足还会导致肥胖，药物减肥远不如睡个好觉更有效。

5.适当"多睡"是一味治病良药

在医院里，总能听到医生嘱咐病人要好好休息。俗话说"七分调养三分治"，睡眠是这七分调养中最重要的内容了。这是因为，当机体受到感染时，会产生与睡眠有关的化合物——胞壁酸，它除了诱发睡眠外，还可增强抵抗力，促进免疫蛋白的产生，因此睡眠好的患者病情痊愈也快。举例来说，高血压患者每天要保证7~8个小时的睡眠；老年人可适当减少至6~7个小时；对心脑血管患者来说，中午小睡30~60分钟，可以减少脑出血发生的概率。

6.睡眠还能延长寿命

正常人在睡眠时分泌的生长激素是白天的5~7倍。美国一项针对100万人长达6年的追踪调查表明，每天睡眠不足4小时的人死亡率高出正常人180%，而充足的睡眠有利于延长人的寿命。

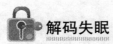 **解码失眠**

睡眠可以消除身体疲劳，在身体状态不佳时，美美地睡上一觉，体力和精力很快会得到恢复。

二、了解压力的根源，学会卸下负担

随着社会竞争的日趋激烈，人们面临的压力越来越大，普遍感觉到生活不快乐、烦躁和痛苦。不堪背负的生活之重往往压得我们喘不过气来，因而在生活中，总能听到周围的人在不停地喊累，一些人甚至还出现了睡眠障碍——身体疲惫，但却无法休息下来，生活就是如此，我们无力改变，唯一能做的便是学会卸下身上的重担，从根本上认识压力的渊源，调整好心态，轻松面对未知的每一天。

就像大多数女孩子一样，小倩读完了中学、读大学，毕业后参加工作，每天忙忙碌碌的生活让她过得非常充实。可是，突然有一天，她发现身边的女孩子不是在热恋中，就是已经身为人母了，而28岁的她依旧是一个人，顿时，她感觉压力倍增。更重要的是，父母每天唠叨，也让他很烦，原来总是能一觉到天亮的她开始失眠了。

小倩不是没有人追，以前她总是觉得自己还小，不是谈婚论嫁的时候，所以从来没有认真去考虑过。即使父母多次要求她的时候，她也总是淡然地说一句"我知道"而敷衍过去。而如今比她小好几岁的女孩子都结婚了，环视四周，只有自己一个人的时候，她觉得是该考虑这个问题了。

可是，恋爱婚姻这种事情是需要一定缘分的。她也试着和身边的追求者接触，可是没有一个有那种特别喜欢的感觉。父母开始催促，朋友们也忙着介绍，可是见来见去，没有一个人能给她所想要的那种生活，小倩烦恼不已，婚姻成为她的一个大包袱，她的失眠情况也越来越严重。

转眼一年又过去了，29岁的高龄让小倩有点不知所措。身边的亲戚朋友也会时不时地询问，每每提及这个话题，小倩都感觉到痛苦不已。因此，她每天除了上下班之外，几乎很少外出，很少和朋友们聚会，连她最亲最爱的姥姥，她也很少去探望了。

但是，这并没有减轻小倩的痛苦，她经常整夜睡不着，她反复思考自己为

什么不能和别人一样组建家庭。在家里，妈妈总是在不停地叨唠，还时不时地逼着她跟这个王大妈的儿子相亲，跟那个张阿姨的侄子见面。似乎她是卖不出去的蔬菜一样，再不出售就要过了保质期一样。因此，她跟妈妈发生了很多次争吵。

小倩无助的质问自己："这到底是怎么了，难道长大有错吗？"现在的她痛苦不已，满脑子都是恋爱婚姻。下了班不敢回家，不敢见亲戚朋友，恨不得有个地洞钻进去。有时候，她想：要是死了多好，一了百了。

故事中的小倩从刚开始的失眠到后来出现的轻生想法，原因是大龄的她没找到适合的对象，倍感压力。同时，亲戚朋友的关怀在一定程度上增大了她的压力，再加上来自父母的催促，让她背负不住婚姻给予的压力。

在现代社会，压力已经成为很多人失眠的根本原因，而我们只有学会调节自我，卸下压力，才能缓解失眠症状，那么，究竟如何才能做到呢？

1. 要对自己有个清晰的认识

生活中，很多人对自己的认识不清晰，总觉得自己了不起，因而对自己提出了很高的要求，结果自己的能力有限，往往达不到预先的效果而倍感压力。因此，他们对自己很失望，很不快乐。所以不管在做什么事情，都要对自己有个清晰的认识，不要对自己有过高的期望，这样你就不会为了让自己满意而背负过重的压力了。否则，你只能是在哀怨声中对自己失去信心。

2. 抱负和理想务必切合实际

小时候，我们谈到自己的理想时，往往说得越离谱，越能表现你是个有前途的人。可是长大后，你才发现，很多事情并不是自己想的那么回事。因此，给自己定目标的时候，一定要切合实际，千万不要天马行空，好高骛远，否则，你给自己背负了过于沉重的压力，你怎么会开心起来？要知道你已经不是抱着理想的小孩子了，而是要通过自己的抱负来实现自身价值的成年人了。

3. 适当学会调整自己的心态

当你遭遇了失败和挫折之后，一定要调整好自己的心态，千万不要在欲望的驱使下，不择手段地去走你不可能走的路。这样，不但你不会快乐，而且也不会开心，甚至还会把你自己逼疯。要适当的调整自己的心态，对失败和挫折要有清晰的认识，失败和挫折同时会激发你的斗志，千万不要因此而否定自己。你越消沉就会对自己越失望，你的压力就会越来越大。

4.要适当地向生活和自己妥协

尽管我们在祝愿别人时常常说"心想事成"，可是生活毕竟是生活，是不可能让你心想事成的。所以，对于我们来说，如果你心里想的事情根本就没有办法实现，那么不妨适当的向生活妥协，向自己妥协。这样，你少了很多压力，便会多了几分轻松和快乐。否则，与生活较劲，最终输掉的还是你自己。

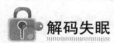 解码失眠

　　生活本身是美好的，只是我们给予自己太多的纠结，仔细想一想，完全没有这个必要。让自己活得轻松一些不好吗？因而，如果你曾经因压力大而失眠，不妨了解压力的根源，学会卸下负担。

三、越是忧虑，越是失眠

在生活中，如果你是个经常失眠的人，你不妨先回答以下几个问题：你是否像林黛玉一样多愁善感？你是否因为天气不好而心情烦躁？你是否会莫名奇妙地悲观沮丧？每当周围有人在吵架的时候，即使与你无关，你是否也会变得烦躁、紧张？你是否经常感到惶恐不安？面对众多的选择，你是否总是无所适从，很难下定决心？在回答这些问题的时候，如果你有三个以上的答案都是肯定的，那么，显而易见，你是个容易忧虑的人，也很容易受到外物的影响。

德国的一位哲学家曾讲过这么一段话：没有什么情感比忧虑更令人苦恼了，它给我们的心理造成巨大的痛苦。其中，很多失眠症患者，都是因为无法

摆脱内心的忧虑，而焦虑并非由实际威胁所引起，其紧张惊恐程度与现实情况很不相称。追求快乐是人类的本能。因此，通常来说，忧虑是无谓的担心。我们要彻底摆脱失眠的痛苦，首先就要摆脱忧虑。

从前，有个这样的故事：

杞国有个人担忧天会塌地会陷，自己无处存身，便整天睡不好觉，吃不下饭。另外又有个人为这个杞国人的忧愁而忧愁，就去开导他，说："天不过是积聚的气体罢了，没有哪个地方没有空气的。你一举一动，一呼一吸，整天都在天空里活动，怎么还担心天会塌下来呢？那个人说："天果真是气体，那日月星辰不就会掉下来吗？"开导他的人说："日月星辰也是空气中发光的东西，即使掉下来，也不会伤害什么。"那个人又说："如果地陷下去怎么办？"开导他的人说："地不过是堆积的土块罢了，填满了四处，没有什么地方是没有土块的，你站立行走，整天都在地上活动，怎么还担心会陷下去呢？"

经过这个人一解释，那个杞国人放下心来，很高兴；开导他的人也放了心，很高兴。

这就是杞人忧天的故事，这个故事常比喻不必要的或缺乏根据的忧虑和担心。可能你会觉得故事这个人很可笑，然而，我们生活中同样有这样自寻烦恼的人。

在外人眼里，王大妈是个很有福气的人，老伴是"高工"，儿子出国深造，自己退休在家抱抱孙子，真可谓万事如意。可王大妈自从儿子出国后经常睡不好觉，经常失眠，偶尔睡着了，也是恶梦连绵，连白天也提心吊胆，担心儿子过不惯国外的快节奏生活，又怕儿子在国外遭到不幸。

赵小姐29岁，她最近给心理专家寄去了咨询信，信中说她近来看到一些不好的事物或现象，心里面就会产生一些不好的联想。比如，看到有的妇女不孕，就担心自己如果和她们在一起，也会跟着患不孕症。有时候爱人出差了，她就会担心他在路上出车祸。为此，她说自己变得很神经质，甚至开始没办法正常睡眠和休息，陈小姐说，自己明明知道这些想法是杞人忧天，也总是想找一些办法来排除，但就是解决不了。

这种自寻烦恼的心理，导致了王大妈和赵小姐的失眠，然而，这些杞人忧天者到底忧从何来呢？现在生活条件改善，人们不再为吃穿发愁，一旦社会适应能力减退，加上受到挫折，就容易诱发心理上的忧虑，进而导致失眠。不过，任何心理的问题都不是绝对的，每种心理障碍都有着某些联系和类似。杞人忧天者找到自己的症结所在，学会凡事往好处想，失眠的症状就能得到逐步改善。

因此，我们应积极寻求克服忧虑的的心理策略，以下有一些自我调节的方法或许有助于你早日摆脱失眠困扰。

1.挖掘出引起忧虑和痛苦的根本原因

研究发现，一些人患上失眠症是有一个过程的，他们的潜意识中长期存在一些被压抑的情绪体验，或者曾经收到过某种心灵的创伤，并且，这些忧虑症状早已从其他形式体现出来，只是其本人没有对自己的情况引起重视。因此，在生活中，一旦发现自己有忧虑情绪，就应该学会自我调节、自我调整，把意识深层中引起焦虑和痛苦的事情发掘出来，必要时可以采取合适的发泄方法，将痛苦和焦虑的根源尽情地发泄出来，经过发泄之后症状可得到明显减缓。

2.尽可能地保持心平气和

有句俗语叫：欲速则不达。要摆脱忧虑最忌急躁，因此，对于那些有失眠情况的人，这是有一定的难度的。要有所认知，你的担忧是不必要的，因为他们发生的概率很小，不必要自寻烦恼。

3.凡事做好最坏的打算

对于潜在的危险、威胁、恐惧等，最好的办法是，从心理上做最坏的打算。

比如，如果你是一名即将参加升学考试的学生，你很担忧考试失败，而为此导致了失眠，对此，如果你寻求心理医生的帮助，心理医生很可能会与你一起讨论考试失利或落榜的后果及其落榜以后的打算，道理就在于此。把失败考虑在前，有利于以放松的心态参与竞技。这样，你就有足够的心理准备应

对不测。

4.找到自己的兴趣所在并全身心投入进去

很多时候，人们杞人忧天的原因，就是逃避现实，比如，觉得某些事情危险，就不去做了。可当你投入做事情的时候，就很容易忘记忧虑。

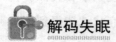 **解码失眠**

任何一个失眠者都要调整心态，对于人生的平淡和起起伏伏都要以平常心看待，也只有内心平和的人才能体味出人生的真谛，然后用心去享受简单生活中的快乐、幸福。

四、爆发法给坏情绪一个出口

在现代社会，我们大部分人都要面临生活、工作的压力，甚至压得我们喘不过气来，高压让不少人烦躁失眠，带来很多坏情绪，却苦于找不到解决的方法。其实，良药在于我们自身，季羡林先生曾说："心态始终保持平衡，情绪始终保持稳定，此亦长寿之道。"坏情绪是失眠的来源之一，也会加剧失眠，因此有必要加以排遣，而非压制。

在生活中，不知你是否遇到过这样的情况：昨晚加班到深夜，本来累得已经没有力气，一想到第二天的忙碌工作，你开始失眠，好不容易睡着，一大早，六点钟的闹钟就把你惊醒，因为八点钟之前你就要到公司，而你还必须得为孩子准备早饭、开车把他送到学校。然而，你叫了几次，孩子都不起床，正当你为此生气时，你又不小心打翻了为孩子做好的早饭，你更是火冒三丈，眼看着你就快要失控了；当你好不容易赶到办公室，却发现自己已经迟到了，你的名字已经挂在了迟到者名单上，这月奖金又没了，你心里倍感委屈，生活怎么这么艰辛？

其实，在生活和工作中，类似于这样的情况让我们产生负面情绪的事情实在太多，孩子不听话、同事不合作、上司没来由的批评等，都会成为我们烦躁不安和坏情绪的导火索。此时，如果我们处理不当，很有可能影响我们的身心健康，比如失眠。

每个人都会对身边的事情产生情绪，人类本身就是情绪化的东西，都有喜怒哀乐，那些脾气好的人也并不是没有情绪，也并不是一味地压制自己的情绪，而是懂得以正确的方式排解心中的不快，面对情绪，我们可以适时找到合理的宣泄方式，把情绪放走。

小彭和小李在同一家公司上班，工作类别相同、强度相同，但工作状态完全不一样，两个人在公司的人缘也不一样。

小彭在公司里的人缘很好，待人和善，同事几乎没人看他生过气。每天，他总是能精神饱满地来上班，工作业绩也不错。可是，小李似乎总是像个炸药包，好像谁都看不惯，为此和很多同事都闹过矛盾，糟糕的职场人际关系也让小李吃不下、睡不好，深夜睡不着的时候，他也反思过，但他不知道怎样才能改善，也不知道同事小彭是怎样做到这么好的修养的。

有一次，小李准备去小彭家玩，却发现他正在顶楼上对着天上飞过来的飞机吼叫，于是就好奇地问他原因。

小彭说："我住的地方靠近机场，每当飞机起落时都会听到巨大的噪声。后来，当我心情不好或是受了委屈、遇到挫折，想要发脾气时，我就会跑上顶楼，等待飞机飞过，然后对着飞机放声大吼。等飞机飞走了，我的不快、怨气也被飞机一并带走了！"

怪不得他脾气这么好，原来他知道如何适时宣泄自己的情绪。这下子小李明白了，小彭还告诉小李很多可以发泄自己情绪的方法，比如，他常常就会到无人的地方大声呼喊，从而不把这些情绪带到公司和其他场合。

从此以后，小李就尝试着用这些办法发泄自己的不良情绪，果然，这些方法很有效，小李为自己的不良情绪找到了一个出口，把心中堵塞之处疏通了。

自此以后，他整个人都变了，他不再失眠，不再为如何与同事相处感到烦恼，他在公司的人缘一下子好了很多，他的修养也提升了很多。

这里，小彭对于发泄坏情绪有自己的一套方法——呐喊法。

每个人都会产生不良情绪，如愤怒。有这很正常，我们不要把这些情绪压抑在心中，因为一味地压抑心中不快，只能暂时解决问题，负面情绪并不会消失，久而久之，就可能填满我们的内心世界，使我们的身心越来越疲惫。因此，除了自我调节和消化外，我们还应该给不良情绪找个宣泄的出口，让它尽快释放出来，正所谓"堵不如疏"。宣泄的方法有以下几种。

1.呐喊法

据说，日本有个很具规模的呐喊节。每年到了这个时节，全国各地的参赛者或观众云集于大山深处，有组织地按规则和程序呐喊。举办呐喊节，旨在引导人们认识和体验呐喊的心理调适作用，鼓励大家在需要时去身体力行。正是人们通过呐喊而受益，呐喊节才被越来越多的人所认可并积极参与。

2.哭出眼泪

哭是人类宣泄不良情绪的一种本能行为。有研究表明，女性之所以比男性长寿，除了女性身材矮小代谢消耗低和生活工作环境相对安全以外，主要的原因是女性喜欢倾诉与哭泣。还有研究表明，哭得多的人比哭得少的人要健康。因此，当我们心中积压了不愉快的情绪时，不要强忍着故作"坚强"，该哭时不妨尽情地哭出来。

3.倾诉法

当你心情不好时，可以找自己最信任的朋友倾诉，但你最好找那些比较冷静、理智当朋友，因为他们能给你提出一些疏导情绪的意见。

4.摔打安全的器物

如枕头、皮球、沙包等，狠狠地摔打，你会发现当你精疲力竭时，内心是多么畅快。

5.高歌法

唱歌尤其是高歌除了愉悦身心外，它还是宣泄紧张和排解不良情绪的有效手段。

6.环境调节法

心情不好或感到压力大、郁闷不乐时，你可以走出办公室，走出家，去大自然中呼吸新鲜的空气，我们的情绪往往就能很快得到舒缓。如果有条件，还可以进行短期旅游，从而彻底放松自我。

7.注意力转移法

当出现不良情绪时，可以将注意力放到其他事情上去，做自己喜欢做的是，比如，打球、上网、跑步等，从而将心中的苦闷、烦恼、愤怒、忧愁、焦虑等不良情绪通过这些有情趣的活动得到宣泄。

这里需提醒大家的是，心理宣泄虽然有积极的作用，但也可能引起不良后果。我们所说的"宣泄"并不是指纵情发泄，不能把宣泄误解为"想说就说，想做就做"或"想打就打，想骂就骂"的"尽情发泄"。因为这种只顾一时痛快的宣泄虽然可使我们一时解气，但却可能导致更加糟糕的后果。另外，我们在宣泄不良情绪时，还要注意不要给自己和他人造成伤害。而且宣泄情绪也不能没有节制，以免养成一种不顾后果随意发泄的习惯。

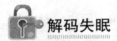

解码失眠

在生活重压下，我们难免产生坏情绪，如果一味地压制这些情绪，问题也并不会因此解决，同时，积压在身体内部的负面能量反而会不利于我们的身心健康，因此失眠就是这样产生的，所以压抑绝不是面对坏情绪的最好方法。

五、无法热爱的工作果断辞职

人活于世，任何人，都有自己的喜好，对于工作也是，做自己喜欢的事，

才会产生源源不断的热情，才会有所成就。可想而知，始终做着自己无法热爱的工作，这是一种怎样的煎熬。

前面，我们已经分析过，产生失眠的原因之一就是精神因素，相信那些为了薪水而工作却并不热爱工作的人都倍感压力，会对自己的能力产生怀疑、有无用感等，而高度的精神压力甚至就有可能导致睡眠障碍。因此，专业的心理咨询师给出意见，对于因对工作状态不满意的失眠症患者，首先应该调整自己的状态，这也是改善睡眠质量的唯一途径。

琳达现在已经是一家连锁餐饮企业的老板了，现在的她，每天脸上都挂满笑容。而六年前，她只不过是旧金山一家快餐厅的侍应生。而她的丈夫保罗也只不过是一名交警。虽然那时候他们每天工作强度都不大，生活也是无忧，但是琳达并不快乐，她有自己的梦想——开一家冰激凌店，她做梦都希望能有自己的事业，那一段时间，她的脑海里总是在琢磨着辞职与否的事，因此，她失眠了，经常连续几天都不能合眼，保罗看得出来妻子的心病，所以他劝妻子辞职。

随后，他们为开冰激凌店做了一些调查工作，但是他们并没有发现合适的机会。

有一次，一个客人来店里吃饭，琳达无意中和他聊了几句，原来，对方是一家名为"酷圣石"的冰激凌店的老板。这引起了琳达的兴趣，经过数次的拜访和勘查，她和丈夫一致认为这就是自己长期以来所寻找的机遇。于是，他们便决定冒险投资。

当你进入琳达的这家冰激凌店之后，你会发现，琳达工作起来是如此热情洋溢。不论你什么时间去买冰激凌，总会有一个人一直守在店里，与此同时，保罗还保留着警察这份职业。但他们确实是在享受自己所做的工作。

琳达的故事告诉我们，一份不适合自己的职业不会为你带来快乐，相反，却很有可能是引发睡眠障碍的诱因。所以相反，只有做自己喜欢的事、投资自己热爱的事业，才会收获快乐、收获财富。

自古以来，无论做什么，兴趣都是孜孜不倦的动力。而很多成就卓著的人士的成功，首先得益于他们充分了解自己的爱好、兴趣，根据自己的特长来进行定位或重新定位。但在对自己进行准确定位前，你需要做的就是果断地放弃自己现在所不擅长的道路。

奥托·瓦拉赫是诺贝尔化学奖获得者，他的成才历程极富传奇色彩。

瓦拉赫在开始读中学时，父母为他选择的是一条文学之路，不料一个学期下来，老师为他写下了这样的评语："瓦拉赫很用功，但过分拘泥，这样的人即使有着完美的品德，也绝不可能在文学上发挥出来。"

此时，父母只好尊重儿子的意见，让他改学油画。可瓦拉赫既不善于构图，又不会润色，对艺术的理解力也不强，成绩在班上是倒数第一，学校的评语更是令人难以接受："你是绘画艺术方面的不可造就之才。"

面对如此"笨拙"的学生，绝大部分老师认为他已成才无望，只有化学老师认为他做事一丝不苟，具备做好化学实验应有的品格，建议他试学化学。

父母接受了化学老师的建议。这不，瓦拉赫智慧的火花一下被点着了。文学艺术的"不可造就之才"一下子变成了公认的化学方面的"前程远大的高材生"。在同类学生中，他遥遥领先……

瓦拉赫的成功，再次说明这样一个道理：人生要经营自己的个性和长处，对于自己不热爱、不擅长的事，要果断放弃。幸运之神就是那样垂青于忠于自己个性长处的人。松下幸之助曾说，人生成功的诀窍在于经营自己的个性长处，经营长处能使自己的人生增值，否则，必将使自己的人生贬值。他还说，一个卖牛奶卖得非常火爆的人就是成功，你没有资格看不起他，除非你能证明你卖得比他更好。

同样，在我们现实工作中，我们也只有热爱一份工作，才有动力，否则只会感到来自身心的压力。选择自己喜欢的工作，即便劳累一天，也内心坦然、睡得踏实。那么，对于工作，我们该怎样选择呢？

1.在选择前，你应该考虑自己的兴趣

有句话说得好："选择你所爱的，爱你所选择的"。为了培养你对工作的热情，首先，在工作前，你应该考虑自己的兴趣。在一般情况下，如果你真的

不喜欢自己所做的事情，对它缺少积极性，那么这是不值得的，不管你得到的回报有多高，都是不值得的。

2. 选择之后，专注于你的工作

有一位画家，举办过上百次画展。在一次朋友聚会上，一位记者问他："你成功的秘诀是什么？"

画家说道："我小的时候，兴趣非常广泛，画画、拉手风琴、游泳样样都学，还必须都得第一才行，这当然是不可能的。于是，我闷闷不乐，心灰意冷，学习成绩一落千丈。父亲知道后，并没有责骂我。晚饭之后，父亲找来一个小漏斗和一捧玉米种子，放在桌子上。告诉我说：'今晚，我想给你做一个试验。'父亲让我双手放在漏斗下面接着，然后捡起一粒种子投到漏斗里面，种子便顺着漏斗漏到了我的手里。父亲投了十几次，我的手中也就有了十几粒种子。然后，父亲一次抓起满满一把玉米粒放到漏斗里面，玉米粒相互挤着，竟一粒也没有掉下来。父亲意味深长地对我说：'这个漏斗代表你，假如你每天都能做好一件事，每天你就会有一粒种子的收获和快乐。可是，当你想把所有的事情都挤到一起来做，反而连一粒种子也收获不到了。'"

20多年过去了，我一直铭记着父亲的教诲："每天做好一件事，坦然微笑地面对生活。"

对一个领域100%的精通，要比对100个领域各精通1%强得多。因此拥有一种专门技巧，要比那种样样不精的多面手更容易成功，以十五分的精力去追求你想得到十分的成果，它会带给我们一些真正意义上的收获。

其实，并不是所有行业都是妙趣横生，甚至无论你做什么，你都要忍受其枯燥乏味，在我们选择好投资领域之后，我们就要投入精力，要知道，工作都会因为工作环境的一成不变而变得枯燥乏味。由此可见，一件工作有趣与否，取决于你的看法，对于工作，我们可以做好，也可以做坏。可以高高兴兴和骄傲地做，也可以愁眉苦脸和厌恶地做。如何去做，这完全在于我们。

解码失眠

　　一份不热爱的工作会为我们带来很多痛苦，尤其是心灵上的，失眠就是其中一种。并且无论做什么事，没有热情的努力是白费的，也是没有效果的，有兴趣才会热爱，你才会珍惜你的时间，把握每一个机会，调动所有的力量去争取出类拔萃的成绩。

六、失眠时，你可以反省一下你的生活方式

　　现代社会，随着生活节奏的加快，竞争的日趋激烈，人们的经济压力也逐渐增大，每天穿梭于闹市之间，面临生活中的许多压力，以至于无法平静自己的内心，导致有些人因难以调适自己的内心而产生睡眠障碍，甚至是失眠，更有甚者，出现了一些心理问题，长此以往的消极应对及负面情绪会使个体出现诸如焦虑、抑郁、神经衰弱、轻度狂躁等心理疾患，这不仅影响自己的生活、工作，还会对家人造成不必要的"伤害"。

　　为此，在失眠的夜晚，你不妨静下心来反省一下你的生活方式，要知道，只有睡不着的夜晚，我们才更接近自己的灵魂，从而帮助我们认识到另外一个自己，这是信仰的开始，也是省悟的开始。反省，给自己一个舒缓神经的机会，这样我们的才能收拾好自己的心情继续上路。

　　凯斯特是一名普通的汽车修理工，生活虽然勉强过得去，但离自己的理想还差得很远，他总希望能够换一份待遇更好的工作。有一天，他听说底特律一家汽车维修公司在招工，便决定前去试一试。他星期日下午到达底特律，但面试的时间是在星期一。

　　吃过晚饭，他独自坐在旅馆的房间中，想了很多，把自己经历过的事情都在脑海中回忆了一遍。突然间，他感到一种莫名的烦恼：自己并不是一个智商

低下的人，为什么至今依然一无所成，毫无出息呢？

想着想着，他发现自己无法入睡了，他干脆取出纸、笔，写下了4位自己认识多年、薪水比自己高、工作比自己好的朋友的名字。其中，两位曾是他的邻居，现在已经搬到高级住宅区去了，另外两位是他以前的老板。他扪心自问：与这4个人相比，除了工作以外，自己还有什么地方不如他们呢？是聪明才智吗？凭良心说，他们实在不比自己聪明多少。经过很长时间的反思，他终于悟出了问题的症结自己性格情绪的缺陷。在这一方面，他不得不承认自己比他们差了一大截。

虽然，已是凌晨3点钟了，但他的头脑却出奇的清醒。他觉得自己第一次看清了自己，发现了自己过去很多时候不能控制的情绪缺陷，例如爱冲动、自卑，不能平等地与人交往等。

整个晚上，他都坐在那儿自我检讨。他发现自从懂事以来，自己就是一个极不自信、妄自菲薄、不思进取、得过且过的人；他总是认为自己无法成功，也从不认为自己能够纠正自己的性格缺陷。

于是，他痛下决心，以后决不再有不如别人的想法，也决不再自贬身价，一定要完善自己的情绪和性格，弥补自己在这方面的不足。

第二天，他满怀信心地前去面试，结果顺利地被录用了。在他看来，之所以能得到那份工作，与前一晚的感悟以及重新树立起的这份自信有很大关系。

在走马上任的两年内，凯斯特逐渐建立起了好名声，人人都认为他是一个乐观、机智、主动、热情的人。在后来的经济危机中，每个人的经济都受到了影响。而此时，凯斯特已是同行业中少数可以做生意的人之一了。因为，公司进行重组时，分给了凯斯特可观的股份，并且加了薪水。

凯斯特整个生活状态的改变就是来自于一个失眠夜晚的反省。那么，对于当下你的生活状态，你是否满意呢？你是否感到压力太大、常常失眠多梦或者紧张不安呢？如果你也是如此，不妨也做一个自我反省吧。

哈佛大学校长曾经来北京大学访问时，讲了一段自己的亲身经历：

有一年，这个校长心血来潮，准备过一段与众不同的生活，于是他向学校请了假，然后告诉自己的家人，不要问我去什么地方，我每个星期都会给家里打个电话，报个平安。

接下来，他一个人，带着简单的行李，去了美国南部的农村，开始了他所谓的与众不同的生活——农村生活。他到农场去打工，去饭店刷盘子。在田地做工时，背着老板吸支烟，或和自己的工友偷偷说几句话，都让他有一种前所未有的愉悦。最有趣的是最后他在一家餐厅找到一份刷盘子的工作，干了四个小时后，老板把他叫来，给他结了账。然后，老板对他说："可怜的老头，你刷盘子速度太慢了，你被解雇了。"

三个月后，这个"可怜的老头"重新回到哈佛，回到自己熟悉的工作环境后，却发现，一切原本熟悉的东西顿时变得新鲜起来了，工作成为了一种全新的享受。

可能对于这个哈佛校长来讲，这三个月的经历，简直就像一个调皮的孩子制作的一次恶作剧，新鲜而有趣。自己原本洋洋自得，甚至呼风唤雨的哈佛大学校长职位，自己原本的博学与多才，在新的环境中却一文不值。更重要的是，回到原始状态以后，就如同儿童眼中的世界，也不自觉地清理了原来心中积攒多年的"垃圾"。

不得不说，随着生活节奏越来越快，竞争越来越激烈，人们的压力也越来越大，然而，如果不能很好地认识自己，不知道自己所真正追求的是什么，不知道自己的人生目标，那么就很容易迷失自己，为了避免上述情况的发生，我们每一个人都应该正确地认识自己，意识到每个人都有自己的长处和短处，都有被自己所拥有而别人却没有东西，都有属于自己的幸福。只有这样，才能以平静的心态坦然地面对生活。

第七章

学会独处，夜晚的寂寞不是毒药

现代社会，随着生活节奏的加快，竞争的日趋激烈，经济压力逐渐增大，人们每天穿梭于闹市之间，已经习惯了忙碌、灯红酒绿、觥筹交错的生活，以至于一到夜晚独处时会显得内心慌乱、手足无措，并会出现入睡困难，产生睡眠障碍，其实我们每个人都应该珍惜与自己相处的时间，因为群居得太久，我们很容易忽视自己的内心。只有学会调节自己的心态，学会享受一个人的寂寞，你才能在夜晚踏实入睡。

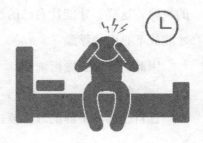

一、内心恬适者不惧失眠

高速运转的现代社会让生活中的我们变得浮躁起来，不少人白天呼朋唤友，到了夜晚却寂寞难耐、无法安睡，实际上这些失眠者都是因为做不到内心恬适，真正的内心恬适者不惧失眠，因为在睡不着的夜晚，他们懂得自我调节、享受一个人的世界。

很多时候，人们之所以生活得快乐，是因为心思简单；之所以内心平静，心态平和，是因为心胸开阔，豁达大度；之所以从容自如、气定神闲，是因为内心宁静、淡定。而这些，都需要自己定期给自己复位归零，清除心灵的杂质，只有这样才能更好地享受工作与生活。

曾经有一个百岁老人谈起他的长寿秘诀："我每活一天，就是赚一天，我一直在赚"，这就是生命的真谛：豁达，坦然。

的确，现代社会到处充满着诱惑，人们也习惯了有人相伴、众人簇拥的生活，而一到了独处的时候，就无法安定，吃不好也睡不下。也许，在这个快节奏的时代，我们真的走得太快了，是该停下脚步的时候了，等一等被我们丢远的灵魂。这样，才能让自己的心静下来，思索我们的人生。只有让心静下来，才能放下心中的浮躁。

因此，我们要懂得调节：

1.学会读书

让自己内心平静的方法莫过于独处。夜晚失眠时，与其在床上辗转反侧，不如起床，然后上一支檀香，一壶水，一缕清茶，一盏杯。水从高处慢慢冲入杯中，一切仿佛慢了半拍，茶叶在水中的翻转腾挪，一缕香气弥漫出来，心境也逐渐随之平静。实际上，人生本如茶，一泡洗净铅华，二泡三泡满品精华，四泡五泡回甘香灭。

2.和自己比较，不和别人争

你没有必要嫉妒别人，也没必要羡慕别人。你要相信，只要你去做，你也可以的。要为自己的每一次进步而开心。

3.常反省自己

人虽然是不断前进的，但在前进的过程中，难免会出现一些阻碍、陷阱等，一个人想不迷失自己，就应时时反省自己，而安静的夜晚更是反省自己的最佳时期，排除前进道路上的种种诱惑和阻碍，从而使人生之路越走越宽。

4.失眠时做一些安静的事

比如喝一杯白开水，放一曲舒缓的轻音乐，闭眼，回味身边的人与事，对未来可以慢慢的输理，既是一种休息，也是一种冷静的前进思考。

5.多阅读、提升自己

阅读实际就是一个吸收养料的过程，你的求知欲在呼唤你，要活着就需要这样的养分。

曾经有一个百岁老人谈起他的长寿秘诀："我每活一天，就是赚一天，我一直在赚"，这就是生命的真谛：豁达，坦然。

尘世中的我们，又是否有这样一种安然、宁静的心态呢？你是否深思过自己是否已被这纷乱的世界扰乱了思绪呢？你还是原本的那个自己吗？

解码失眠

当今社会，我们总是在不断地接受着来自物质引诱的考验，很多时候我们在追求目标的过程中，可能并没有意识到自己的心灵已经被那些虚幻的美好理想束缚了。失眠的夜晚，你不妨静下心来，清空你的心灵，内心恬适之后你就

不惧失眠了。

二、静不下心又怎能睡得着

在现代社会，凡事都向着方便快捷的方向发展，不管是爱情、友情，还是工作、生活，人们总是行色匆匆，急功近利。在这种生活状态下，人际关系、工作压力等繁杂的事情，使人们在不知不觉之间就陷入各种各样的负面情绪之中，诸如烦恼、压抑和失落等。也许，是人们已经对这个快餐时代感到麻木了，也许是人们已经习惯了这种紧张忙碌的生活，导致越来越多的人们无法真正地静下心来彻底地思考自己，思索自己的人生。在情绪的怒海之中，他们宛如失去方向的一叶扁舟，不得不任不快、烦恼、茫然日复一日地折磨着自己。这样一来，必将导致失眠、精神郁闷，甚至还会患上轻度或者重度的抑郁症。

其实，要想摆脱这种状态很简单，就是让自己安静下来，留给自己独处的空间。当你感觉到情绪压抑、心情紧张的时候，当你感觉在生活中失去方向、陷入迷茫的时候，请学会安静地独处，给自己留点时间和空间用于品味生活。找个清静的地方待一待，从纷乱嘈杂的现实中退出来；在安静、沉寂中思考自己的人生，扪心自问自己想要怎样的生活，学会独处，让自己躁动不安的心情逐渐归于平静。其实，生活中的很多烦恼和不快都来自于自己的内心，要想平衡心理问题，就必须心静。

独处时的安静，并不是我们平时所说的外在世界的安静，而是身与心和谐连结时，才能达到的和谐境界。一旦我们的身与心赤裸裸地相遇，就会马上暴露我们平常的身心相处的状态——是身心一致呢？还是身心分离呢？独处时的安静，要求我们的身心要高度和谐一致，要求我们必须全身心地专注于自己的身心，只有这样才能真正达到宁静致远的境界。

夜幕降临，喧闹的城市也已经安静下来了。

林先生和所有的城市白领一样，在忙完一天后，他准备回家好好睡一觉，他知道，自己已经太久没睡过一个踏实的觉了，但心情郁闷的他还是决定去呼吸一下新鲜空气。今天，他和上司吵架了，他们在下半年的年度计划安排上产生了很大的分歧，上司批评了他，他在考虑要不要辞职的事。

　　他把车停在了护城河边上，接下来，他打开了自己喜欢的轻音乐，然后靠在了椅背上，他觉得自己好累。在这家公司工作五年了，五年来，他一直很努力，但不知道为什么他好像总是得不到上司的肯定，也一直没有得到升职的机会。可以说，他在这家公司一直工作得不开心，这到底是自己的原因还是因为自己没有得到肯定呢？

　　他反复思考着这个问题，最终他发现，原来自己根本不喜欢这份工作，他一直倾向于设计类的工作，从大学开始，这就是他的职业理想，但毕业后的他却因为生计问题选择了现在的工作。

　　想通了以后，他轻松了很多。第二天，他将辞呈递给了上司，然后离开了公司，这让很多同事感到愕然，但原因只有他自己知道。

　　在这则案例中，林先生为什么做出辞职这个重大决定呢？因为，他静下心来发现，自己的职业理想并不是现在的工作。这就是独处的力量！

　　生活中的我们，也应该安静下来问自己，我们到底是在不断提升自己，还是只顾面子，不肯跟自己"摊牌"呢？或许，有正直不阿的指导者，曾经指出你身上存在的问题或闪光点，但可能你根本不愿意承认这点，因为你不愿意让他人看透自己。

　　所以，一切注重灵魂生活的人对于卢梭的这句话都会有同感："我独处时从来不感到厌烦，闲聊才是我一辈子忍受不了的事情。"这种对于独处的爱好与一个人的性格完全无关，爱好独处的人同样可能是一个性格活泼、喜欢朋友的人，只是无论他怎么乐于与别人交往，独处始终是他生活中的必需。

　　任何一个人，只有学会倾听自己内心真的声音，才可能不断挖掘出自身发展过程中不足的部分。面对激烈的竞争，面对瞬息万变的环境，那些不愿意反省自己或者不愿意及时改正错误的人，必将面临衰败的结局。同时，在快节奏

的信息社会中，一个人如果不能及时察觉自身的缺点，不能用最快的速度修正自己的发展方向，也必然会在学业和事业中落伍，被无情的竞争所淘汰。

在独处时，我们要从人群和繁琐的事务中抽出来身，这时候，我们独自面对自己和上帝，开始理智与心灵的最本真的对话。诚然，与别人谈古论今、闲话家常能帮我们派遣内心的寂寞，但唯有与自己的心灵对话、感受自己的人生时，才会有真正的心灵感悟。和别人一起游山玩水，那只是旅游；唯有自己独自面对苍茫的群山和大海之时，才会真正感受到与大自然的沟通。

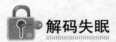 解码失眠

我们可以说，睡不着是因为心不静，纷繁复杂的社会生活让我们的心情逐渐浮躁，而这就需要我们选择一个属于自己的静心空间，以此来认识生活、认识自己，这样才能找到明天该走的路。

三、面对闹与静，学会调适自己的心态

有人说，生命就像一艘船，只有穿过一个个春秋，经历过风风雨雨，才能驶向宁静的港湾。然而，习惯了处于喧嚣尘世中的人们，当夜晚来临时，有一些人却手足无措，不知如何排遣，常常陷入失眠的困扰之中，其实这是因为这些人面对白天的喧闹和夜晚的宁静，无法调适自己的心态。

有人说：孤独是一种无以言状、美轮美奂的境界。的确，只有在孤独的时候，我们才能真正实现与自己的对话，才能让自己进入你想要的境界。

"每天晚上，我宁愿去图书馆看书，也不愿意和一群人聚在酒吧，因为每读一本书，我都能获得不同的知识，有专业技能上的，有人生感悟上的，有风土人情，有幽默智慧，因此我很享受读书的过程，每次从图书馆出来都已经夜

里十点了，在回家的路上，看着路边安静的一切，风从耳边吹过，我真正感到了内心的安宁，回去之后，我洗个澡，就能入睡，这种感觉很踏实，同事们都说我这人太宅了，但我觉得，我是在享受寂寞，因为内心有书籍陪伴，所以我从不感到孤独。"

这是一个懂得享受寂寞的人的内心独白。的确，心与书的交流，是一种滋润，也是内省与自察。伴随着感悟与体会，淡淡的喜悦在心头升起，浮荡的灵魂也渐归平静，让自己始终保持着一份纯净而又向上的心态，不失信心地契入现实，介入生活，创造生活。

英国作家汤玛斯说："书籍超越了时间的藩篱，它可以把我们从狭窄的目前，延伸到过去和未来。"的确，书籍里记录了太多伟大的思想，在读书的过程中，我们不仅能实现自我提升，还能探索到很多我们未曾涉及的领域，更能从书籍中找到心灵的导师，从而看清自己、走出狭隘，最终实现丰富自我、提升涵养的目的。

有人说，孤寂是吞噬生命和美丽的沼泽地。寂寞不可怕，可怕的是心灵的孤独，因此寂寞的时候，我们需要一点精神上的寄托与追求，去打破寂寞，学会在寂寞中寻求彼岸。

曾有过这样一个故事：

有个人独自行走在森林中，后来他迷路了，饥饿难耐的他最终靠在了一棵大树底下，睡着了。在梦中，他看到了洁白的牛奶和诱人的面包，他以为这些都是真实的。而就是靠着这份幻想，他走出了森林。获得了重生。

孔子说：德不孤，必有邻。一个人如果能专注于手头的工作和学习的话，那么他便能沉浸在自己的世界中，又怎么会感到孤独呢？举个很简单的例子，炎炎夏日，农夫想如何把稻子割完、学生想如何读完一本书，所以他们都是不孤独的，只有无所事事的人，才会觉得内心空虚、寂寞，需要与人为伴。

可见，夜晚来临时，如果你能专注于一件自己喜爱的事，是不会感到寂寞孤独的，若内心不空虚，也就不会出现失眠的困扰。

其实，有时候，寂寞也是一种美。一个人，静静地待着，静静地寻找过

往的青春，静静地回味曾经的种种，这何尝不是一种写意的人生呢？"孤独和寂寞是一种远离人间的美丽"。这样说似乎有一定的道理，当然，我们也不能总是沉溺在过去的回忆中，因为我们还要继续生活，这就需要我们把心放到未来。这样，你的生活就会永远的有追求、有理想、有兴趣。

事实上，调适心态的方法有很多，我们可以学习、掌握一些自我调适心理的方法，及时调整、疏导自己的情绪、心理，走出心理的阴天。

1.旅行

旅行可以增长我们的知识，我们在扫描更多见识的时候，发现了某些更符合自己内心愿望的爱好，而且真的见过的就比只在书上看过或者听人说过更有触动性。另外，一个爱好旅游的人往往心胸更广阔，更有解决问题的弹性。

2.音乐

音乐作为一种艺术，它之所以能打动人，是因为它能以动感的声音方式表现出一种情感，它所蕴含的宁静致远、清淡平和，可以使终日奔忙、身心俱疲的现代人得到彻底的放松。

在音乐的圣殿中，我们能暂时忘记生活的烦琐，工作生活的不顺心，能获得音乐给予我们的心灵滋养。音乐能够影响人的情绪、调节生理状况，经常听一些旋律优美、节奏轻快的音乐，不仅可以调节情绪，而且还可以稳定内环境，达到镇静、降压、催眠等效果。

3.舞蹈

当你随着音乐起舞的时候，你的音乐感、音准、韵律、节拍的敏感度和数学逻辑都得到了提高，脑部及身体协调能力也得到了锻炼。

4.读书

书是人类进步的阶梯，女孩"腹有诗书气自华"，俗语"读万卷书，行万里路"也是这个道理，读书可以使人们见闻广博。

当然，除了以上方法外，我们还可以用以下几种方法来调适自己。

（1）宁静调适法。找一个僻静的地方，让自己的身体、心理完全放松，尤其是要放松思想，做到宁静、愉悦自得，恬淡虚无，少思、少念、少欲、少事、少语、少乐、少喜、少怒、少好、少恶行。

（2）主动休息。主动休息可消除疲劳增加机体免疫水平和抗病能力，保持旺盛的工作精力。

（3）改善睡眠。躺在床上，闭眼、自然呼吸，把注意力集中在双手或双脚上，全身肌肉放松，每天坚持会有良好的效果。

（4）巧用镜子。站在镜子面前做三四次深呼吸，凝神眼睛深处，告诉自己会得到所要的东西。

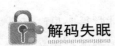
解码失眠

良好的心态是对各种生活的适应。而作为一个在繁华闹市中生活的人，好睡眠来自于安定的心灵，我们只要把握自己的心境，注重当下对生活的体验，就能做到享受寂寞，享受人生。

四、夜晚别总是呼朋唤友

我们都知道，人是群居动物，只有在与人交往中才能体现自己的价值。然而，人生又总是要面对寂寞的，比如，夜晚，当我们结束了一天的工作和生活之后，我们的身心都需要休息，然而，一些不甘寂寞的人此时就会出现烦躁不安的情绪，甚至无法入睡，一些人因此会选择呼朋唤友来度过难熬的长夜，而其实，这些人之所以失眠，是因为心不静，更没有认识到夜晚独处的美妙。

事实上，独处能激发我们的思维，帮助我们寻找到生活的真谛，探索人生的奥秘。让你的性格更沉稳，让你的心情更宁静，让你的选择更理性。它还能沉淀你的思想，使你获得大智慧，能升华你的体验，使你懂得生命的意义。因此，面对寂寞，与其忍受，不如去享受吧，一个真正耐得住寂寞的人，才能以

平和的心态体味百味人生！

我们再来看下面一个白领女性的微博：

夜幕扫去炎夏的热浪，父母与孩儿渐沉入美妙的梦乡，清水洗漱后的清凉，已赶跑了睡意与倦怠。于是打开电脑沉浸于网络聊天室及博客空间，看别人的稀嘘感怀，品味有共鸣的悲欢与得失的文字，渐渐地厌倦了与陌生人无聊的沟通，任由打招呼的声音响起，直到一个个变为不动的头像或变灰。熟悉挂念的朋友、同学、互相问候，慢慢谈论的话题也趋于各自关注或熟悉的议题，感觉乍浓渐淡。

白天紧张的工作和孩子的需要充斥着脑部，只有静坐时才觉得心早已沉浸在了黑暗之中，再也看不见天空、田野、看不见花儿在阳光下婀娜多姿的美，心中感到了不安。忽一日，听到老公的同学说出了自己的散文集，不禁惊讶，本来觉得他只是个很精明的小商人，看见他时总在卖些小玩意儿，谁成想，他居然出了自己的书了，用他的话说："人总要有自己的爱好，不然生活就只剩下挣钱、吃饭、睡觉。"是啊，我们总是在青春时，有自己的梦想，直到被生活做了种种选择，无耐地去适应、接受了之后，才发现自己的梦想真成了做梦的想法，可是有几个人又能甘心于生活的无耐和平淡，谁的内心不在苦苦地坚持或追求自己快乐的根基，哪怕随波逐流，也不忘在静下来时面对自己，只不过有的人以抱怨发泄不满与无奈，有的人悄悄找到了寄托，有的人有点感悟后去改变自己，有的人任由习惯或环境的压力让自己不喜欢的生活继续……

幻想已泯灭，开始忘却之际，本来已蜷缩到最狭小的角落，生命没有张力，人生没有飞跃，我感到了恐惧。但是回到原点，厘清自己的追求，事业不正是自己喜欢且合适的吗？本来希望的就是在工作中学习、提升自己，让自己不断地超越自我，有所创造，用爱心去唤醒或贡献社会，那又有什么必要跟着别人抱怨薪水的微薄？家庭是最为普通的市民生活，慈爱的双方父母，可爱精灵的宝贝儿子，虽然有点嗜酒但有责任感的老公，他们给了我安宁幸福的小窝，又为什么会去羡慕别人的大房、小车、小资的生活呢？自己本来就内敛、少语，多思多于行动，人生的每个阶段只有极少的几个好朋友，为什么要去羡慕善于交际的别人呼朋唤友杯觥猜令的潇洒？不如回归自我，生存生活之外，做点自己感兴趣的东西，不要期望笔下的文字能带来别人羡慕的眼光，只求笔能记录下人生的感悟、生活的态度，可以让自我内心得到宁静和满足……

诸葛亮说："非淡泊无以明志，非宁静无以致远。"人何以宁静？何以淡泊？处于纷繁的世俗中，身在充满诱惑的社会里，若不让自己的心沉静下来，那么必定流于俗套，随波而逐流，为了眼前的浮华而拼命去追逐、去求索，这样的人生非但不能宁静，而且不能淡泊。处于喧嚣的尘世中久了，你会习惯众人聚集的生活，这个时候，你已经再也忍受不了孤独，更谈不上享受孤独了。

事实上，在人的一生中，寂寞、独处的时间实在太少了，尤其是在这喧哗的世界里，难得寂寞一回。在大都市，寂寞真的是一种少有的平静，没有压力，没有喧哗，只有安静，只有自己的呼吸，只有平平淡淡。在万物沉睡的夜里，在肃静的内室之中，在所有这些寂寞的时候，凡尘小的烦琐事务离我们远去了，忧虑与烦忧也不再侵害我们，我们的内心自然会生出许多平安欢喜的感激之情，此时思绪静止，内心安详而淳朴，你会感到一种与天地同在的醉意。

🔒 解码失眠

有本书上曾经这样说："能够忍受孤独的，是低段位选手；能够享受孤独的，才是高段位选手。"诚哉斯言！不同的人生态度，成就了不同的人生高度。一个内心淡定、有内涵的人，独处的夜晚，可能会养养鱼、看看书、下厨煲一锅汤，或者照料小动物等。这一切远胜于在酒吧呼朋唤友，左拥右抱。

五、享受一个人的寂寞

你曾经是否有过这样的感受：夜晚下班回家，远离了应酬，远离了工作，

你倒头躺在沙发上，将双脚任意地放在某一位置，跷起二郎腿，没有人会说你不礼貌不雅观。然后，你将音响打开，放一首自己最喜欢的轻音乐，白天所有的烦恼都抛之九霄云外，没有上司的唠叨，没有孩子的吵闹，你觉得舒心极了。接下来，你开始回忆，回忆那曾经逝去的一段初恋，回忆少时朋友们间的嬉闹，想到忘情之处，脸上有温热的液体慢慢滑下，说不清是幸福还痛苦，但明显自己已深深陷入迷宫深处，由不得自己。徜徉在记忆的迷宫里，享受着亲情、友情、爱情，正如农烟袅袅升起，然后你慢慢地睡去。

然而，这看似简单的快乐，又有多少城市人能懂得品味呢？

朱自清在散文《荷塘月色》中写过这样一段话："我爱热闹，也爱冷静；我爱群居，也爱独处。"人在独处之时可以想许多事情，可以不受他物的牵绊，让自己的思想尽情遨游，在深思熟虑中获得生命的体验与感悟，这便是孤独的妙处吧。

李白说："古来圣贤皆寂寞，惟有饮者留其名。"圣贤之所以成为圣贤，是他们能够耐得住寂寞，享受得了寂寞，在一片清净中凝聚心志，汇集精力，终于感悟天地，读懂人生，留下不朽的思想。当初的寂寞，换来的是身后巍峨的思想高峰和登峰造极的人格魅力，几百年、几千年后仍让人敬仰，叹为观止，这不能不说是寂寞的造化。

"寂寞"二字究竟是褒义词还是贬义词？我们不需要追求，但我们需要明白，寂寞不等于孤独。一个人孤独，那是因为身边没有朋友而言；而一个人寂寞，那是自己给自己的独有空间。人生很多时候是不尽人意的，失望，颓废、空虚。在迷茫的岁月长河中，人又有多少是春风得意的呢？生活坎坷，岁月蹉跎，在岁月的长河浪尖上，学会享受寂寞也是人生对自己的一种挑战。

其实孤独也是美丽的，孤独的是影，实在的是心，孤独的人能在孤独寂寞中完成他的使命。如果一个人兴趣无比的广泛而又浓烈，而自己又感觉到自己的精力无比的旺盛，那么，你就不必去考虑你已经活了多少年这种纯数字的统计学，更不需要去考虑你那不是很久的未来。

不少人常说"寂寞难耐"，夜间更是如此，为了避免这一点，人们宁愿在觥筹交错、纸醉金迷中消磨夜晚。对于这些人来说，寂寞是一种可怕的在任何时候都应该极力避免的情感经历。而如果我们能在寂寞中历练自己的心灵，那么，无论外面的世界多么繁华与喧嚣，我们也可以放飞自己的心灵，什么都可以想，什么都可以不想。一人独处静美随之而来，清灵随之而来，温馨随之而来。一人独处的时候，贫穷也富有，寂寞也温柔。

吴先生经营着自己的一家公司，目前，公司虽然已经有了一定的规模，但很多事情还必须由他亲力亲为。因此，他每天都必须游走于各个谈判桌、饭桌之间，不停地出差，不停地坐飞机，他已经厌烦了这种生活，甚至说恐惧，夜晚回家后，他的脑海中依然回想着那精明的生意人的说话声、汽车声，还有机场飞机起飞声等。那一段时间里，他失眠了，没办法休息的他在白天也无法工作，他觉得自己必须要放松一段时间了。

于是，接下来的一段时间，一到晚上，他抛下了所有的工作，开着车，来到了离市区很远的河边。

听着潺潺的流水声、空谷中鸟儿的啼叫，呼吸着新鲜的空间，那些所谓的客户、订单、酒桌等都抛到脑后的感觉真好，不知不觉间他在车上睡着了，醒来后，他感到了前所未有的放松，他心想，也许只有独处、寂寞才能让自己的心静下来。

在生活中，很多人都和吴先生一样，因为工作、因为生活，不得不四处奔波，硬着头皮在喧嚣的尘世中闯荡，长时间下来，他们疲惫不堪、精神紧张，却不知如何调节。其实，如果我们能挤出一点时间独处的话，我们的心情也会得到舒缓。

实际上，凡是对寂寞的夜晚感到恐惧的人，其实质是不敢面对自己，而原因则在于心境狭窄。一个心境开阔的人，必然会因寂寞更加深刻地反省自身，也就更坚定地成就自身，完善自身。

可见，寂寞是一种宝贵的情感，平庸的人总不能够享用寂寞，难以在寂寞中寻求灵魂的清静与成长，而内心淡定的人则能抓住难得寂寞的时间来洗涤自己的心灵，享受一个人美妙的世界！

的确，寂寞是一柄双刃剑，内心淡定者能看到寂寞带给自己的益处——寂寞是修炼心性的最好时机；而无知的人却常常在寂寞中迷失自己的脚步，从而一蹶不振，脱离了成功的轨道。寂寞是喧闹世界的铺衬，就像绿叶对鲜花一样。

学会在寂寞中寻求彼岸，我们最需要的是信心。人的一生，就好比在茫茫大海上航行，这期间，总不可能是风平浪静，我们可能会遇到狂风，也有可能遇上暗礁。同时，我们还必须享受航行中远离尘世的寂寞，我们只要有信心和勇气，我们就可以去搏斗，去尽享奋斗人生的快乐，从而把寂寞当作成功路上的垫脚石。如果一个人在寂寞中失去了信心，那么他只会越陷越深，最终被寂寞吞噬。所以，多给自己一点信心，相信自己一样能够创造奇迹。

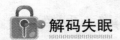 **解码失眠**

学会自我调节，学会享受一个人的寂寞，有一颗平静的心，做好你自己，我们的心态就会更加成熟、更加深沉、更加充实，也不再惧怕失眠。

六、沉静下来，你会收获更多

人是群居动物，因此，独处的时候，我们常常会感到寂寞。尤其是夜晚，当城市开始沉寂下来，你能踏实入睡吗？如果睡不着，你是品品茶，喝喝酒，还是唱唱歌、翻翻书？你是安静地坐一坐，还是悠闲地看看书，还是赶快到人群中去寻找情感的共鸣、心灵的慰藉？实际上，耐得住寂寞的人或者排遣寂寞的人一定懂得生活，忍受得住孤独的人或者会享受孤独的人，即使成不了伟大的人物也必然会有一颗伟大的心灵。因为乐享寂寞的人的心态必定是淡定的，他们常会选择以独处的方式来思索人生、思索问题，进而提升自我。

南宋僧人曾做一偈："身是菩提树，心如明镜台，时时勤拂拭，勿使惹尘埃。"实际上，任何一个人，行走于世的时间长了，他的身心难免都会沾染上尘世中的尘埃，如果不停下来好好清理自己的心灵，那么，我们的心很容易堆满灰尘。我们身边有很多获得洒脱、快乐的人，他们的共同特质在于，无论外界多么嘈杂，他们总会在自己的心底留一片净土。

事实上，那些真正心静的人，崇尚简单的生活，极少的抛头露面，换来的是美好的人生，对社会的宽容、不苛求和心灵的清净；他们像秋叶一样静美，淡淡地来，淡淡地去，给人以宁静，给人以淡淡的欲望，活得简单而有韵味。

我们再来看下面一个白领女性的微博：

夏日的晚上总算还是清凉的，看着熟睡的孩子和老公，我端起一杯冰柠檬茶，打开电脑，忙了一天，终于可以找找自己的娱乐。

我习惯先看自己的微博，今天，不知道在朋友、同事发生了什么样的事，看完微博后就一目了然了，看来，微博已经成了现代人互动和联系的一个重要平台，我们也已经习惯了在这里互相问候、谈谈自己的家庭琐事。

有时候，觉得自己很累，尤其是白天繁重的工作压力和孩子的吵闹声，我就觉得结婚对于我来说就是个错误，但只要看到熟睡的家人，我的心又多了一份安宁。

其实我是爱好文字的，夜深人静的时候，我总喜欢写一些无关痛痒的东西，只要一下笔，心中所有的郁闷情节都不见了，老公也曾说我的文笔不错，问我要不要写本书。其实，我觉得，文字只是记录心情而已。

对于生活，我总是抱着知足的心态。太多的幻想都不太切合实际，过好当下的生活最要紧。所以，无论是微薄的薪水，还是全家五口人挤在八十平方米的房子里，我都觉得无所谓，我更不会去羡慕他人的大房子、他人的社会地位等。朋友都说，我这人看得透彻，其实，我想说的是，如果我们都能在夜深人静的时候，好好想想自己要的到底是什么？也许我们都能得到答案，也就没有

了那些浮躁之气。

那么，身处闹市，我们该如何才能获得宁静？只有让自己的心沉静下来。相反，假如我们让心随波逐流的话，那么必定流于俗套，随波而逐流，为了眼前的浮华而拼命去追逐，去求索，这样的人生非但不能宁静，而且不能淡泊。处于喧嚣的尘世中久了，你会习惯众人聚集的生活，这个时候，你已经再也忍受不了孤独，更谈不上享受孤独了。

然而，在我们生活的周围，有这样一些人，他们似乎就是为闹世而生，他们最怕的就是独处，夜晚，当别人都已经进入梦乡了，他们还是无法入睡，所以，他们找个地方去消遣，要么去游戏厅，要么找人聊天、逛街、看电影。即使一个人在家里，也会打开电视机，看一些无聊的肥皂剧，或者把音响开到最大，他们极其害怕孤单，他们的日子表面上过得十分热闹，实际上他们的内心极其空虚，他们所做的一切都是为了想方设法避免面对面看见自己。

事实上，独处是让我们内心静下来的最好的方法。尘世中的我们，也应该有这样一份安然、宁静的心，然而，人世间有太多会扰乱我们心绪的因素。因此，我们要懂得调节。

首先，学会让自己安静，把思维沉浸下来，慢慢地降低对事物的欲望。把自我经常归零，每天都是新的起点，没有年龄的限制，只要你对事物的欲望适当的降低，会赢得更多的求胜机会。所谓退一步自然宽，就是这个道理。

其次，阅读也是让我们凝神静气的方法，广泛阅读，阅读实际就是一个吸收养料的过程，你的求知欲在呼喊你，要活着就需要这样的养分。

的确，纷纷扰扰的尘世中，每个人都应该给自己一个静下来的理由。睡眠本是最好的休息方式，而如果你失眠了，你首先要学会调节心态。比如，一天烦琐的工作结束之后，你可以听听轻音乐，通过音乐，你可以发现生命的意义原来是感受生活中点点滴滴的美好。失落会在音乐中消散，沮丧会在音乐的荡涤中溶解，怀疑会在音乐中清除。也可以看看书，它会帮你寻找心灵的安顿，用音乐去寻找心灵的安顿，闯过生命的种种关卡，抵达心灵平静的彼岸，你便能保持心灵的宁静，多一份圣洁与执着，因为我们身边飘过那沁人心脾的乐风！

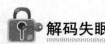
解码失眠

　　夜晚，假如你实在睡不着，你可以喝一杯白水，放一曲舒缓的轻音乐，闭眼，或者看看书，或者回味身边的人与事，对新的未来可以慢慢地梳理，既是一种休息，也是一种冷静的前进思考。

第八章

别让糟糕的人际关系影响你的睡眠

　　生活中，我们每个人都生活在一定的集体中，我们也都需要与人打交道，我们也渴望获得友谊，不少人因为不善交际而让自己陷入糟糕的情绪和状态中，其中就有失眠。不少失眠症患者甚至还找到专业的心理咨询人士，希望得到他们的帮助。然而，由此导致的失眠还需要我们根据自身的问题逐一找到解决的方法，我们也只有先从糟糕的人际关系中解脱出来，才能厘清生活头绪，逐步建立新的人际关系，最终改善睡眠。

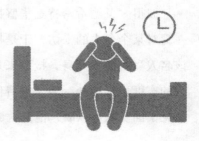

一、脸皮厚一点，遇到冷遇别太敏感

对于多数人来说，我们都希望获得良好的人际关系，他人的评价是我们社会价值的重要体现，然而，人际关系也成为影响很多人心境的重要因素，一些敏感者就因为人际关系中的一些小事吃不下，更睡不着，甚至影响到了生活和工作，其实这完全不必要，同样一件小事，也许会让你烦躁不安和焦虑，而对方也许根本没在意。以交往中的冷遇为例，生活中，不知你是否曾经遇到过这样的场景：当你在电梯里遇到领导，好不容易鼓起勇气说："王主任，早上好！"但对方却可能因为没有注意到你而继续与其他人攀谈。此时，你该怎么办？自信者在这种情况下，也会"厚起脸皮"，重新拾起信心，主动交往。而自卑者却会敏感多疑，认为对方漠视自己。

其实，与人交往，我们应当避免持有"不为最先"或"由他人先行而后随之"的态度，即使受到冷遇，也应当重新拾起信心，主动交往，这并不是让你去搭讪所有遇见的人，而是希望你明白：如果擅于主动与人交谈，你的人际网会变得更广，你的"个人问题"也许将不再成为"问题"。

彼得·戈德希密特是华盛顿区的一名律师，一次在《旧金山新闻》上看到一篇对某个名人的采访，于是打电话给该名人，希望能探讨其中的一些问题。该名人当时抽不开身，接下来几次时间，双方都没有达成约见事宜，而且该名人的态度也很冷淡。但是彼得仍然坚持给他打电话，后来，他们终于在圣地亚哥见了面。从那以后，他们就成了好朋友。

与此相似，演员查克·康纳斯在一次大学返校节游行上看到了他未来的妻子，他打了六次电话后，她才最终答应赴约。鲁丝·芭吉未来的丈夫曾经给她打了30次电话后，他们才最终见面。

毫无疑问，自信是人际交往中最重要的品质之一，只有自己相信自己，才能让他人相信我们。

因此，你不必因为在与人打交道中没有受到重视而苦恼，或者影响睡眠，而一定要在心里告诉自己，你其实是个有趣、值得交往的人，并厘清自己的优缺点与强弱处。这本身并不存在疑惑，只是你并没意识到而已，当你想清楚这些以后，必能成功地自信起来。

那么，对于人际交往中的一些小问题，我们该怎样做到脸皮厚点呢？

1. 学会冷静思考

遇事，我们最好要学会把问题交给时间，时间是最好的冷却剂，不妨等几天后再看看，究竟是怎么回事；如事情较急，可找比较信任的人问清楚。

2. 学会忍让

这个世界上不存在绝对公平的判决，在很多时候，某项决定可能利于某些人，对于另外一些人也就不利了。此时，不妨学会退一步，"知足者常乐"是很好的调节剂。

3. 改变心境，积极交往

大多数人习惯了在人际交往中充当接受者的角色，他们习惯了别人投来赞许的目光、送来微笑甚至是发出邀请，因为他们遇到的大多数人也同样在等待，所结果往往是谁也不认谁。与这些被动等待的人交谈，常常会听到他们消极地抱怨"事情总是没有什么结果"。其实确切一点，他们应该责备自己为什么一旦受到挫折，受到冷遇，就不再愿意尝试。

4. 主动融入别人的会话

关于如何融入别人的会话，你可以遵循这样一个建议：找到交际场合的中心人物，并向他介绍你自己。

在你所处场合的人群中，他更喜好结交生人，他会更容易接受你的自我介

绍，并主动将你推荐给其他人。

5. 选择谈话主题

当你有了自信、鼓起勇气再次找人攀谈时，又会出现另一个问题：谈些什么好呢？下面有几条建议：

（1）别涉及那些一两句就能结束的话题。对于"嘿，你好吗？"或"你觉得今天天气如何？"之类的问题，大多人的第一反映会是："你好无趣！"你希望别人这样看你吗？

（2）以评论事为突破口。但你不要可纠缠那些敏感的政治问题，尤其别讨论战争，多以轻松愉快的为主。

（3）以周围环境为话题。比如，你所参加的聚会场景的环境如何，音响效果如何，都可任你评论，看到什么你张口便说好了。

（4）任何事都可以成为话题。当你和一群人在一起闲聊而脑子里突然有了一个想法，就赶紧把它拿出来谈吧，比如"这杯饮料不怎么样！你在喝什么？""嘿！你这一身行头不错，哪儿来的？"等。

最重要的是，别纠缠在你不感兴趣的会话里了，这对任何人都没好处！

其实，你遇到的一些小事，也并不代表对方在排斥你，很可能是因为对方的注意力当时没有转移到你的身上或其他一些客观原因。此时，你不必气馁，而应该继续积极主动与其交往。

🔒 解码失眠

大多数善于参与社交的人都不会有失眠的困扰，因为他们不会太敏感，对于社交中的一些小事也不会过分敏感，并且，他们都能做到积极地把别人拉入自己的生活中。他们经常采用的最重要的两种方式就是：主动与希望认识的人交谈；向希望做进一步了解的人主动发出邀请。并且即使受挫，他们依然越挫越勇！

二、过分的请求，要学会拒绝

前面，我们已经分析过，一些人失眠的原因可能是糟糕的人际关系，而他们之所以为人际关系伤神，很多时候，是因为他们不懂拒绝，尤其是面对来自外界的一些过分的请求，他们不知道如何处理，而其实，只要你掌握拒绝他人的一些策略，就能轻松驾驭人际关系，改善睡眠。

生活中，我们经常会遇到这样一些进退两难的境地：你的朋友在派对中给你一杯酒并游说你去尝试，而你对酒十分反感，你是拒绝还是接受？当你的朋友邀请你和他一起去唱卡拉OK，但你认为那种场所品流复杂，且你一向歌喉平平，你是接受还是拒绝？你的同事向你借钱，他承认会尽快还，但你知道，他从来都是有借无还，你是接受还是拒绝……

我们心底的声音告诉我们的是：拒绝。但碍于情面，却不知如何拒绝。习惯于中庸之道的中国人，在拒绝别人时很容易发生一些心理障碍，这是传统观念的影响，同时，也与当今社会某些从众心理有关。不敢和不善于拒绝别人的人，实际上往往得戴着"假面具"生活，活得很累，而又丢失了自我，事后常常后悔不迭；但又因为难以摆脱这种"无力拒绝症"而自责、自卑，然后陷入失眠的苦恼中。

实际上，有些人在选择拒绝时，也并未取得良好的效果。那么，怎样拒绝而不使人难堪，让人有台阶可下，则有一定技巧。此时你应该尽可能地以最为友好热情的方式表示拒绝，让对方明白你是同情他的，而且要做到对事不对人，并要注意既表达了意思又不失委婉。

张敏在民航售票处担任售票员工作，每年，一到春运期间，前来订票的人就格外多，但作为售票员的她必须遵循公司的各项规定。于是，每每拒绝订票的顾客，她总是着非常同情的心情对旅客说："我知道你们非常需要坐飞机，从感情上说我也十分愿意为你们效劳，使你们如愿以偿，但票已订完了，实在无能为力，欢迎你们下次再来乘坐我们的飞机。"张敏的一番话，叫旅客们再

也提不出意见来了。

张敏的做法就是正确的、巧妙的。委婉地拒绝了旅客们的请求，为自己免除了不必要的很多麻烦。

从总体上来说，我们应该怎样说好这个"不"呢？

1. 不要随便地拒绝

随随便便拒绝，会让对方觉得你并不是爱莫能助，而是根本不重视他，容易造成彼此间的误解。

2. 不要当即拒绝

当对方提出要求后立即拒绝，会让对方觉得你冷酷无情，会对你产生成见。

3. 不要傲慢地拒绝

试想，当别人有求于你的时候，你却一副盛气凌人、态度傲慢不恭的架势，对方会做何感想？

4. 不要说话毫无余地地拒绝

也就是说，在拒绝的时候不要表情冷漠，语气严峻，毫无通融的余地，会令人很难堪，甚至反目成仇。

5. 不要轻易地拒绝

有时候轻易地拒绝别人，会失去许多帮助别人，获得友谊的机会。

6. 不要盛怒之下拒绝

盛怒之下拒绝别人，容易在语言上伤害别人，让人觉得你一点同情心都没有。

7. 要有笑容的拒绝

拒绝的时候，要能面带微笑，态度要庄重，让别人感受到你对他的尊重、礼貌，就算被你拒绝了，也能欣然接受。

8. 要能婉转地拒绝

真正有不得已的苦衷时，如能委婉地说明，以婉转的态度拒绝，别人还是会感动于你的诚恳。

9. 要有代替的拒绝

你跟我要求的这一点我帮不上忙，我用另外一个方法来帮助你，这样一来，他还是会很感谢你的。

10. 要有帮助的拒绝

也就是说你虽然拒绝了，但却在其他方面给他一些帮助，这是一种慈悲而有智能的拒绝。

11. 要有出路的拒绝

拒绝的同时，如果能提供其他的方法，帮他想出另外一条出路，实际上还是帮了他的忙。

学会委婉地拒绝吧，让别人感受到你的真诚，即使你在拒绝对方。"路遥知马力，日久见人心"。倘若有双方互相尊重的前提，委婉地拒绝，反而能促进思想的沟通和理解的加深，坚固人缘关系。

解码失眠

不懂得拒绝，让现代社会人为人际关系而苦恼，并因此导致睡眠障碍，因此，学习拒绝他人的方法是优化我们生活状态的重要方面。

三、远离那些占便宜没够的朋友

在生活中，我们都希望能交到好朋友、同道中人，也都希望拥有一个良性的社交圈子。然而，实际上，一些人却因为遇到这样一些人而伤神、失眠：他们吝啬小气，对于金钱总是斤斤计较，从来不会在金钱上吃亏，他们一生最大的快乐就是敛财。面对这样的人，可能你伤神的原因是：理智告诉你这样的人应该拒绝交往，但是你又会觉得，做人要大气，这点小事完全可以忽略，所以

不去重视。殊不知，人的欲望是无穷尽的，你今天让步了、妥协了，让他得了些小便宜，那么他们明天就会变本加厉，让你为其付出；再过几天又会觉得你付出的不够，还要更多，当你觉得难以忍受时，他们就会变着法的向你要，例如说你"不懂得奉献，太自私"，此时的你已经进退两难了，此时的你又该怎么解决？

其实，对于这样的人，我们就应该当机立断、远离他们，不应该给他们继续占便宜的可能和机会。那些因为物质和利益接近我们的人，多半都是小人。因为一旦你能给他带来的利益消失了，那么，他就会离你而去，甚至还会伤害你。

王黎是某外贸公司新来的员工，为了和大家搞好关系，她对公司的老员工总是恭敬有加。但在刚来公司的第一天，办公室好心的保洁阿姨就告诉她，离同事陈某远点，王黎当时也没多想。但后来，王黎逐渐领略到了她的"厉害"。

一次，王黎去外地出差，陈某笑嘻嘻地请其给她捎带特产。等到王黎把买来的特产送到她手上后，陈某却恰到好处地忘记给钱。过了十天半月，陈某非常严肃地、跟没事人似地问道："我给你钱了吧？你可别不好意思？"谁能为百八十块的钱儿跟她认真呢？王黎想想就算了。这样，陈某就白白赚了王黎一个小便宜，她为自己略施小技获得成功高兴不已。可能王黎很好欺负，这种事情就接二连三地发生了。

刚来公司的王黎一个月那点薪水哪经得起陈某的几次折腾。有一次，陈某故技重施，让王黎给她带某化妆品，王黎就借口推脱了，谁知道，等王黎回来后，满公司上下已经闹得沸沸扬扬，说王黎趁出差之机，利用公司经费，与男友去外地旅游等，话说得极其难听，虽然大家都知道这件事可能是陈某造谣，但对王黎也敬而远之了，因为谁也不想惹什么是非。

在这个事例中，陈某就是个自私自利、爱贪小便宜并且尖酸刻薄之人，在没占到新同事便宜的情况下，她就采取造谣、说坏话的手段报复。王黎在刚来公司的时候，如果能听取保洁阿姨的忠告，远离陈某，估计就不会出现后面的陈某因为占便宜不成而造谣其中的事了。

恐怕王黎的这种情况，我们很多人都遇到过。的确，人活于世，太过注重私利，就不会交到什么朋友，这个世界上没有人喜欢爱占便宜的人，但没有人不喜欢爱吃亏的人。我们从小也在接受"吃亏是福"的教育，但面对如此爱占便宜之人，如果"吃亏"，就是"退让"，你不但不能引起对方的反省，反倒要无止境地"吃亏"下去。总有一天，我们会因为无法为其提供"便宜"而被这样的人"出卖"。

那么，面对这样爱占便宜的朋友，我们具体要怎么做呢？

1．"感化"他，帮助他学会自省

占便宜的人在人际交往中对自己的举止不会没有一点感觉，对他人对自己的咨啬有成见也不会没有一点感觉。如果你有这样爱占便宜的朋友，你可以经常暗示或者提醒他，让其有意识地把自己和周围的同事、朋友比一比，从而认识到自己的行为，更让其明白，人活一世，钱不是唯一的目的，除钱外，亲情、友情、快乐同样重要。这样，作为我们自身，不但保住了友谊，还"改造"了朋友。

2.改造不成时，"惹不起躲得起"

在以上"感化"工作起不到效果的情况下，你就要考虑是否要与他继续交往了，如果你得罪他，你就惹祸上身了，因为他绝不会息事宁人，案例中的陈某就是这样的人。对于这样的人，我们"唯恐躲之而不及"，也只有这样，才能让自己远离是非。

如果你不幸在这样的手下做事，那么，你唯一可以做的就是调换工作或者部门，但你应该见机行事，最好在他不知道的情况下定案。

假如他是你同事，你一定要学聪明点，不要对他掏心掏费，要保持一定的距离，并且，尽量不去招惹他。万一真的和他产生了冲突，甚至被他说了几句刺激的话，也就当作是耳旁风，不与他计较，免得惹祸上身。

3.即使吃亏，要吃在明处

即使吃亏，要吃在明处，你应该让对方知道，你为他做了事，牺牲了自己

的利益，不然，对方会不以为然，甚至是变本加厉。让他明白，他欠了你一个人情，这样，至少你多掌握了一个感情筹码，他日你需要朋友帮忙时，他们也会挺身而出。

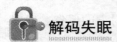

解码失眠

如果你为那些占便宜没够的人而劳神失眠的话，就大可不必了。因为这些朋友多半是见利忘义的，我们惹不起但躲得起，远离了他们，也就远离了很多麻烦。

四、你是否曾因与朋友产生误会而失眠

人与人之间，从陌生到相识、相知，需要一个过程，这期间我们不断了解彼此，然后结交成朋友。而如果产生了误会，很有可能建立起来的友谊毁于一旦，两人从此陌路，这是为我们痛心的，为此产生了睡眠障碍。心理专家称，不少前来求助的失眠症患者都有或轻或重的人际关系问题，而面对与朋友的误会，他们常常手足无措。的确，人与人相处的时候，难免会产生一些误会。我们千万不能小瞧误会，它随时可能吞噬掉你周围的一切，甚至你自己。因为误会，可能会让别人误解自己的人品，让自己成为大家背后指指点点的对象；因为误会，可能和同事引起工作上的分歧，造成集体和个人无法估量的损失；因为误会，可能会让多年志同道合的朋友分道扬镳；因为误会，可能会让如胶似漆的恋人劳燕分飞……

可见，误会常常会给别人带来痛苦，造成伤害，也给自己带来伤痛。所以，我们不能随便误解别人，一定要了解情况后再下结论。被别人误解后，也一定要及时寻找机会，解释清楚。让误会少一些，让快乐多一些。

误会，于人于己，滋味都不好受。如果我们误会了别人，需要做到：

（1）思想要有风度，不要处心积虑，耿耿于怀，更不要兴师问罪。

（2）把握尺度，千万不要寻衅报复，胸怀坦荡容易被人理解，胸怀狭窄则难以被人理解。

（3）要有气度，有对联云"开口便笑，笑古笑今，凡事付诸一笑；大肚能容，容天容地，与己何所不容。"

（4）真诚要有态度，如果"误"在自身，诚恳向对方致歉；如果"误"在对方，不要得理不让人；如果"误"在第三者，排除干扰，抱着谦虚、友好、热情的交友态度，避免误会的产生。

（5）方法要适度，如果对方心直口快，你可以"单刀直入"，向他说明，如果对方性格内向，就要多花一点心思，以免再生误会。

那么，如果我们被误会，又该怎样做呢？

1. 被误解了，不要觉得委屈

被人误会，无论是什么原因，都难免会出现委屈的情绪。但如果你抱着这种情绪，也不为自己辩解，不愿开口主动示好，那么，彼此间的隔阂就会逐渐加深，随着时间的流逝，便会影响到彼此间的友谊，甚至失去朋友。总之，应多替对方着想，无论他是气量小，心胸窄还是不了解真相，不了解你的一番苦心，都不必去计较，只要你真诚地向他表明心迹，那么，误会便会消失。

2. 找出被误解的原因

造成误解主要有几种原因：表达信息或说明某些事情时言词不足；不管什么事，都顾虑过多，过分小心翼翼，从不发表意见；如果在公众场合，你衣冠不整，言谈举止不拘小节，会让周围的人产生不好的印象，且会造成误解；纵然是玩笑话，若造成对方的不快，会导致意想不到的误解，或者是一句安慰、感激的话，如果对方接受的方式不同，也可能会变成误解……

因此，你必须下一番工夫内查外调，搞清楚对方的误解源于何处，否则任凭你费多少口舌，也不会解释清楚。搞不好，还会越描越黑，弄巧成拙。

3. 鼓起勇气，当面说清

产生误会的原因纵使有多种，误会的类型也是千姿百态、多种多样，但解决的最简捷、最方便的方法便是当面说清，大多数的人也都喜欢这种方法。因为只有勇气和真诚，就是最好的证明。

但生活中，有些人因为没有勇气，不敢当面对质，结果把问题搞得极为复杂。记住，如果有误会需要亲自向对方说明，你千万不要找各种借口推脱，一定要克服困难，战胜自己，想方设法当面表明心迹。不要轻信第三者的只言片语。

4. 让书信传递情感

有时候，当双方都带着情绪的时候，你若解释，可能会造成误会的加深，但一纸书信则能避免这种情况，因为对方面对一封真诚的解释信的时候，要从容得多，而这，也就要求我们在写信的时候，措辞一定简短、亲切、明了，切勿啰唆、令人生厌，语气需要真挚、诚恳，充分表达自己愿意消除误会、重新和好的急切心情，表达自己至今仍铭记以往的友情。

5. 用行动来证明

举个很简单的例子，如果你被周围的朋友误会，以为你同某一异性有暧昧行为，你又说不清楚。那么，你只要与自己的爱人相依相伴、相敬如宾、亲密无间、双双出入社交场合，令他人找不到破绽，其谎言便会不攻自破，误解也就自然消失了。

有时候，有些误会用语言不能解释清楚，那么就用与之相反的行动去证实。

6. 选个好时机

解释缘由，消除误会，必须选择好时机。一定要考虑对方的心境、情绪等感情因素。大多可选择提干、涨工资、定职称或参加婚宴等喜庆日子，此时对方心情愉快，神经放松，胸怀也就较为宽广，抓住这些时机表白，往往能得到对方的谅解，重归于好。

7. 误会要尽快解开

有人被误会搅得焦头烂额，总觉心中有难处，不好启齿，结果碍于情面，时间越拖越长，误会越陷越深，到最后无限制地蔓延，造成了令人极为苦恼的后果，反倒更加痛苦。所以，有了误会，要迅速解释清楚，拖的时间越长，就越被动。

8.请第三者帮忙

人与人之间的误会常常是在相互接触中产生的，双方的误解涉及许多因素，个人解决可能会受到限制，以至不能明白透彻。因此请他人帮忙，的确是很明智的。

但为了不造成这不必要的损失和遗憾，我们最好尽量避免误会的产生，不要轻易地误解他人，更不要被别人误解。

 解码失眠

现实的社交生活中，一些人被误会搅得焦头烂额，甚至睡不着觉，但却总觉心中有难处，不好启齿，结果碍于情面，时间越拖越长，误会越陷越深，到最后无限制地蔓延，造成了令人极为苦恼的后果，反倒更加痛苦。所以，有了误会，要迅速解释清楚，拖的时间越长，就越被动。

五、主动认错，化解彼此的心结

生活中，与人交往，我们难免会出现一些失误，比如，说错话、做错事，即便当时对方没有表现出自己的不满，也会心生不悦，而这也会影响到彼此之间的关系。对此，一些人因为找不到解决方法而劳神失眠，甚至产生心理问题。而其实，假若我们能主动承认错误、把话说开，那么，对方心中的不快会随之消失，也会因为我们敢于承认错误而对于我们留下很好的印象。

《人生的弱点》中讲了这样一件事：

　　我住的地方，靠近纽约中心。从家里出门步行一分钟，就是一片森林。我常常带着"雷斯"到公园去散步。"雷斯"是一只温驯而不伤人的小狗，因为公园里游人稀少，我一般不给它系上狗链或戴口罩。

　　有一天，在公园里碰到一位骑马的警察。他严厉地拦住我们，"干吗不给它系上链子？"他训斥道："不知道这是违法的吗？""是的，我知道。"我连忙温和地回答："不过我的狗从来不咬人。""不咬人！这是你自己的想法，法律可不管你怎么想。他可能在这里咬死松鼠，也可能咬死小孩。这次我不追究，下次我在看到这只狗不系链子，不戴口罩，你就只好去跟法官解释啦！"我客气地点头，连说"遵命"。我的确照办了，可是"雷斯"不喜欢戴口罩，有一次我决定再碰碰运气。

　　这天下午，"雷斯"和我在一座小山坡上赛跑，突然间，糟了，我又碰上了那位执法大人，"雷斯"跑在前头，直向他冲去。我知道这回要倒霉了。于是不等警察开口，就抢在他前头说："警官先生，这下你当场抓到我了。我确实有罪，触犯了法律。你在上个星期就警告过我了。""好说，好说。"警察说话的声调意外地温和。"我知道在没有人的时候，谁都会忍不住要带这么好的一只小狗出来溜达。""这倒是的，"我说，"但我违反了规定。""这条小狗大概不会咬上别人吧？"警察反而为我开脱起来。"这样吧，你们跑到我看不见的地方，事情就算了。"我向他连连道歉，带着小狗走过了山坡。

　　这位警察前后态度的变化，缘于故事中带狗主人的语言艺术，假如这位带狗的主人不是赶紧道歉认错，而是设法辩解，不管他的理由多么充分，恐怕也不能得到警察的谅解。在人际交往中，只有缺乏智慧的人才会为自己的错误寻找借口，强词夺理；而智者总能够坦率诚恳地道歉认错，取得对方的谅解。

　　那么，我们在运用主动认错这一心理策略时，该注意哪些语言技巧呢？

　　1.先道歉后解释

　　有错就应该勇敢承认，并注意自己的认错态度：不要试图给自己找借口；诚恳认错，才能获得谅解。另外，道歉后，你可以向对方解释一下，才能表示自己的诚意。如："对不起，这事我做得真不对。事情是这样的……"

2.道歉时的语气和态度

真诚的道歉，应该做到态度温和、诚恳并且不卑不亢。另外，道歉时，切不可语言重复啰唆，而应该简洁、明了，在表明自己的态度后对方一般都会谅解，此时，就不必多说了。

3.假如你觉得道歉的话说不出口，可用别的方法代替

比如，如果你与某个朋友发生了不愉快的事，你可以打电话问他："还生气呢？"即使对方以前再生气，面对你的道歉，他一般都会说："生什么气啊。"可见，打电话致歉是个好办法。

4.没有错，有时也需要道歉

某学校教研室有一次承担一个重要的考试任务，大家都很重视。在考试的前一天，要把一切考务工作做好，可是这一天，又恰逢学校的运动会。运动会后，大家都要留下来做考务工作。可运动会后，有一位年轻教师因为疏忽了没有留下来而影响了工作。事后，教研会主任找到他，他采取这样的批评方式——自责。他说："你看，都怪我，我多提醒你一下就好了。"这位年轻教师忙说："不怪你，你都告诉我两遍了。"

于是，在总结会议上，教研会按要求扣了这位年轻教师100元钱，教研室主任也在大会上并做了检讨："我工作疏忽，没有及时提醒他，请大家下不为例。"

在这个事例中，这位教研处主任虽然没有错，但也主动道歉，这是一种得当的批评方式。这位年轻的教师自然也会愉快地接受，而实际上，大家根本不可能会指责他。

总之，在道歉的语言技巧这部分里，我们需要掌握：态度要真诚、语言温和、先道歉和解释；如果你觉得自己不善言词，那么，你可以寻找别的方法代替；有时候，即使没有错，为了友谊，你也应该道歉。

我们掌握了道歉的语言技巧，但是还应该根据场合、情况的不同，注意一些小事项：

（1）道歉应该不卑不亢，不必低三下四。

（2）道歉要注意态度，错在你，别颐指气使。

（3）把握道歉时机。道歉在事件发生的越短时间内越好，时间越长，就越难开口，误解就会越深。

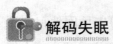

解码失眠

好的人际关系能让我们心情愉悦，也就会带来好的睡眠质量，而这就需要我们懂得妥协，要懂得处理人际之间的冲突。因此，掌握向他人道歉的语言艺术有着十分重要的意义。

六、别结交那些总是让你难堪的损友

为了提升自我认同感，我们最好接触那些接受自己的朋友。的确，我们往往通过与人结交来强化自我价值，我们也都希望获得好人缘，良好的人际关系让我们身心健康，相反，糟糕的人际关系反而让我们身心俱疲，失眠就是典型表现，失眠的形成原因中就有焦虑和不安这些心理和精神因素，而糟糕的人际关系难免让我们手足无措、焦头烂额。

因此，要获得好的人际关系，首先需要我们做的就是慎交友，交益友。并非人人都想交朋友，也并非人人都能成为你的朋友。要选择交友，在人际交往中，完善自我，寻找快乐，摆脱忧愁，有益于身心健康。在你选择朋友，建立人际关系网络时，最好要避开那些总让自己难堪的损友。损就是损害、损坏之意，损友顾名思义就是会使自己受到伤害或者损失而使他得到好处的所谓的朋友。

孔子曰："益者三友，损者三友。友直，友谅，友多闻，益矣。友便辟，友善柔，友便佞，损矣。"这句话的意思是，有益的朋友也有三种，这叫"益友"，有害的朋友有三种，这叫"损友"。同正直的人交朋友，同宽厚的人交朋友，同博闻见识的或者知识渊博的人交朋友，那你就可以获得好处。同善于逢迎谄媚的人交朋友，同两面三刀的人交朋友，同惯于花言巧语的人交朋友，就会给你带来损害。

我们的生活中，常会出现这样一些不受人欢迎甚至是讨厌的人，他们有这样的一些特征：他们以挖苦别人为乐趣，说话不顾别人感受，喜欢挖别人隐私。另外，在与别人讨论问题时总是喜欢争论，不给别人留余地。上司降职了，他会幸灾乐祸；同事遇到困难，他会说老天开眼。反正只要是有他的地方，他总能让人心生不快。

由于他的行为离谱，因此他在人际交往中，交不到什么朋友。他之所以能够生存，是因为别人怕他，怕惹麻烦，大家都不理他。对于这样，我们"惹不起但躲得起"，如果你不想被当作指责和数落的对象，就要和这样的人保持一定的距离，尽量不去招惹他，吃一点小亏，听一两句闲话，就当什么都没发生，不要因为他的无理取闹而坏了自己的好心情。

古人云："良师益友"，他们才是我们人生中的"贵人"。在我们的人生路上能给我们适时的引导和鼓励。纪晓岚与和珅之间曾有这样一个故事：

权臣和珅新修了一所府第，为附庸风雅，他便去请纪晓岚为府第正厅题一匾额。纪晓岚既不愿意写，又不便推辞，略一"踌躇"，便提笔提了"竹苞"二字，取"竹苞松茂"之意。和珅高高兴兴地拿回府悬挂在正厅，并以此常在同僚中炫耀。

一天，乾隆皇帝到和珅家里，见匾额上的字是纪晓岚所题，心里犯疑，凝神注意，忽恍然大悟，便笑着对和珅说："爱卿被纪晓岚作弄了！把'竹苞'二字折开来，不就变成'个个草包'四字了吗？"乾隆说完不禁哈哈大笑，和珅却是哭笑不得。

原来，"苞"者，丛生而茂密也。"竹苞松茂"乃松竹茂盛之意，是个褒义词，有人才辈出，人才济济之意。但将"竹苞"二字分别拆开来看，则分别

是由"个""个""草""包"组成，连起来就成了"个个草包"，其结果就成反义词，而且讽刺意味甚浓。

本想炫耀一番的和珅却被纪晓岚愚弄了一番，乾隆皇帝看透其中门道不禁哈哈大笑，而和珅此时的尴尬可想而知。从这里，我们可以看出纪晓岚与和珅之间的不睦。

在现实生活中，就有这样的一群人，他们眼里似乎容不得你比他优秀，只知道批评、指责你，甚至在众人面前不顾你的面子；当你取得成绩时，他偏偏泼你冷水，有时甚至不分青红皂白地就把你做人做事的缺点数说一顿。对于这样的人，我们该如何与之相处呢？

1.相信自己

这种人圆滑老道，与你交往的目的，多半是想打击你的自信心。因此，你要明白，其实，你比他优秀，切不可被他们的"精彩论述"迷住了双眼，进入了死胡同。

2.有板有眼，拿出自己的魄力

这些人其实并没有什么明确的做人原则，也不是什么道德高尚的人，甚至还会因为自己的利益作出损害他人利益的事。对此，你不要因为太爱面子，便不好意思将实情说出口，使自己受委屈。

另外，对于他们，你说话时应该有所保留和提防，不能太过信任他们。

总而言之，交到好的朋友，我们可能会受益一生，得到无限的乐趣，不会受到伤害、甚至成为我们人生中的"贵人"。但若交到不好的朋友，要想不走入歧途、不倒霉却是很难的。巧妙与那些总使你难看的人交往，不与之真正结交，你才能避开很多难题。

🔒 解码失眠

在与人交际的时候，我们要想交到真正的益友，就应该擦亮眼睛，善于从他的言行中分析他的秉性和人格等。和谐的人际关系能带来稳定的精神状态，从而提升睡眠质量。

七、为什么付出那么多，却没有同等的回报

很多专业心理人士发现，我们生活的社会是个大集体，不少人产生睡眠障碍都是因为不善处理人际关系，一些失眠者苦恼的是，正因为了解友谊、人际关系需要付出，但为何付出却得不到回报？因此，这些人需要明白的是，友谊之间的付出不能是单方面的，过度的付出只会让对方难以回报。

一位漂亮的女士结婚不久就离婚了，当大家问起她离婚的原因时，她自己都觉得是天方夜谭。他丈夫在离婚的时候对她说："你对我太好了，我都觉得受不了。"原来这位女士非常喜欢关心照顾别人，所有的家务，都由她一个人包办，弄得丈夫、公公、婆婆觉得像住在别人家里一样。

在单位，她也一样，什么事情都抢着做，时间一长，别人都觉得她的勤快是理所应当。只要她稍有此松懈，别人都会有意见，慢慢地她开始也不适应单位的工作，只好辞职。

这位女士的做法明显是好事做过了头，这会让接受的人喘不过气来，于是就会产生一种"大恩不言谢"的想法，会期望着某一天也一定要为你做类似的恩情。但是在没有报恩之前，他人会选择暂时的离开和疏远你，因为他承受不起这份未还清的恩情。

诚然，我们深知，在人际交往中，要想获得良好的人际关系，我们就必须学会付出。只会索取，最终会赶走你的朋友。但对此，人们似乎有一个误解，多付出就能有回报，于是，他们经常"单方面付出""好事一次做尽"，以为自己全心全意为对方做事会使关系更融洽、密切。可事实上并非如此。因为如果好事一次做尽，对方会感到没有预留的心理空间，也就是说，当你做完所有的好事后，你会"黔驴技穷""无所事事"。而同时，将好事做尽了，也会使

人感到难以回报。

事实上，任何一段健康的友谊都需要双方对等的付出，这是平衡人际关系的重要准则，人与人之间的交往要符合平衡的原则。当你为对方付出时，他必定会偿还你，但如果你做得太多、对方已经觉得无力偿还时，那么，他要么选择避开你，要么只会依赖于你的付出。聪明的人在交往中都懂得见好就收的道理，一次只给对方一点恩惠，这样做，会达到让双方感情不断升温的效果。

那么，我们在对别人付出的时候，具体该注意些什么呢？

1. 给对方一个回报的机会

心理学家霍曼斯早在1974年就曾经提出人与人之间的交往，本质上是一种社会交换，这种交换同市场上的商品交换所遵循的原则是一样的，即人们都希望在交往中得到的不少于所付出的。但如果得到的大于付出的，也会令人们心理失去平衡。

这给我们的启示是，人际交往中要想让对方获得心理平衡，在向对方付出的同时，还要给对方一个回报的机会，否则，对方可能因为产生大的心理压力而疏远你。谁也不许欠下无法偿还的人情债。留有余地，彼此才能自由畅快地呼吸。

2. 把某些付出分成若干部分

在生活中，我们有这样的感触：如果一个男孩子主动追求一个女孩子，如果一次性的把要送给女孩的礼物全部送完，女孩在一阵激动之后还会归于平静。如果在日后的交往中，男孩子没有表示的话，女孩会显得失望，但如果男孩把这些礼物分成几个部分，不间断地送个女孩，那么，女孩可以经常收到惊喜，对男孩子也就会更有好感。

同样，社交生活中也是这样，累积成若干次数的付出比一次性的"和盘托出"更奏效，更能巩固人际间的关系。

3. 提升自己，让自己具备社交魅力

在人际交往中，我们每个人都是一个单独的个体，都应该有自己的个性。如果我们能提升自己，并发扬自己的个性，那么，就能形成自己独特的交际风格和魅力，你的社交范围也会因此扩展，因为社交魅力是一种人际吸引力。

4.距离产生美

"距离产生美"这句话我们并不陌生，它同样适用于社交活动，我们与人打交道，也不可太过亲密，保持一份神秘，会吸引他人主动与你交往，因为人们对于自己不了解的事物往往会表现出更多的兴趣。同时，多给对方一些空间与尊重，反而能赢得最后的胜利。

5.给人好处和帮助也要注意姿态

在人际交往中，我们会遇到一些类似"好好先生"的人，然而，人们并不太喜欢好好先生，甚至不会发自内心尊重好好先生。而对人过分好，给受惠方以弱者的感觉。因此，我们在给人好处、对人付出尤其是帮助他人的时候，要放低姿态，要让对方在一种双方平等的心态下接受我们的帮助，同时，对方也会感激我们的用心良苦。

遵循以上几点为友谊付出的原则，相信你应该能找到准确的方向和度了。

 解码失眠

如果你因为对朋友太好，却没有得到回报而苦恼失眠的话，那么，你需要明白一个道理，不要过分对人好，要留有余地，要适当保持距离，这是感化别人的技巧中，给得太多，反而出力不讨好，因为对方心里已经没有了预留空间。

第九章

转换心态，好心态带来高质量的睡眠

专业的心理咨询师曾提出，任何一个失眠困扰的患者，都有一定程度的心态问题，他们遇事悲观、消极怠倦，且总是患得患失、杞人忧天。试问，这样怎么会睡得踏实，怎么会活得快乐呢？的确，人生苦短，要想把握住幸福，就要有个好心态，只有这样，才能活在当下，珍惜每一天，享受工作，享受学习，享受生活，认真去享受当下的每一份快乐。

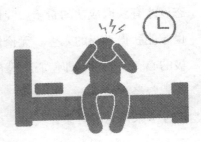

一、凡事多往好处想一想

前面，我们已经分析过，在失眠的众多因素中，心理因素占据了重要部分。事实上，那些睡眠质量不好的人，或多或少都有某些心理方面的结，相反，那些内心安然、淡定的人，总是能睡得安稳踏实。所以，心理学家告诉我们，遇事我们如果都能往好处想一想，就能以最佳状态面对，夜晚也能安然入睡。

可能你也发现，在我们生活的周围，有人生活得幸福美满，有人生活得痛苦；同样是创业，有人做得风生水起，有人却怎么也不见起色。如此大的差别究竟从何而来？仔细推敲，我们不难看出，主要是二者心态的差异，前者拥有积极的意识，他们凡事都往好处想，而后者总是悲观失望。人生短短数十载，困难和挫折都在所难免，我们不能预知未来，但我们可以以一颗坦然的心面对。只要做到积极乐观、永不绝望，就一定能渡过逆境。

所以每一个有失眠困扰的人都要这样调节自己：无论遇到什么，都要积极生活、满怀希望。人常说"因果联系"，的确，只有时时保持一种积极的人生态度才有获取成功的希望。我们任何一个人也只有始终保持积极阳光的心态，也才能获得幸福的人生。无论你遇到多大的挫折，必须都勇于承担，用乐观积极的心态去面对，即使心里再苦，也要阳光地微笑。

曾经有两个人一起旅行，他们在沙漠中行走了很久，食物早就吃完了。他们停下来休息的时候，其中一个人拿出剩下的半壶水，问另外一个人："现在你能看到什么？"

被问的人答道："只有半壶水了，哎……"

而发问的人说："我看到的是，居然还有半壶水，我们又能撑一段时间了。"

最终，发问者靠着剩下的半壶水走出了沙漠，而被问的人却只走了一半，最终葬生在沙漠中。

为什么同样是半壶水，两个人的想法却完全不一样？最终结果也不一样？这就是因为他们的心态不同。你拥有什么样的心情，世界就会向你呈现什么样的色彩。

同样，懂得自我调节心态的人，总是能看到事物的积极面，即使身处绝望之中，他们仍然能看到希望的种子，他们永远拥有乐观向上、不断奋斗的不竭动力。而相反，那些失败者，他们总是一味地抱怨，总是认为上天不公平，落后时不想奋起直追，消沉时只会借酒消愁，得意时又会忘乎所以，他们之所以失败只是因为他们没有学会控制自己的情绪。

然而，现实生活中，总有人一味沉溺在已经发生的事情中，不停地抱怨，不断地自责。这样一来，将自己的心境弄得越来越糟，轻则产生睡眠障碍，重则损害身心、一蹶不振，这种对已经发生的无可弥补的事情不断抱怨和后悔的人，注定会活在迷离混沌的状态中，看不见前面一片明朗的人生。之所以这样，是因为经历的磨炼太少。正如俗语说得那样：天不晴是因为雨没下透，下透了，也就晴了。

乐观的心态总会给人们带来好运，处于挫折中的人们也不必焦虑，更不必因此影响睡眠，总之，在困难和挫折面前，要坚强，即使心里再苦，也要阳光地微笑，"黯然神伤时，则所遇尽是祸；心情开朗时，则遍地都是宝"，如果你想获得幸福的话，就坚强一点吧。

著名潜能开发大师迪翁常常用一句话来激励人们进行积极思考："任何一个苦难与问题的背后，都有一个更大的幸福！"这是他的招牌话，她有个可爱的女儿，但一场意外，让这个可爱的小女孩失去了小腿，当迪翁从韩国的演讲

赛上赶到医院时，他第一次发现自己的口才不见了。可是女儿却察觉父亲的痛苦，就笑着告诉他："爸爸！你不是常说，任何一个苦难与问题的背后，都有一个更大的幸福吗？不要难过呀！这或许就是上帝给我的另一个幸福。"迪翁无奈又激动地说："可是！你的脚……"

小女儿非常懂事地说："爸爸放心，脚不行，我还有手可以用呀！"

听了这样的话，迪翁虽有几分心酸，可也欣慰不已。

两年后，小女孩升入中学了，她再度入选垒球队，成为该队有史以来最厉害的全垒打王！因为她的腿不能走路，就每天勤练打击，强化肌肉。她很清楚，如果不打全垒打，即使是深远的安打，都不见得可以安全上垒。所以唯一的把握，就是将球猛力击出底线之外。

这是一个乐观积极的小女孩，在最艰难的时刻，她留给人们的依然是微笑，因为她相信父亲的那句话"任何一个苦难与问题的背后，都有一个更大的幸福"，于是，灾难变得不再可怕，而她本人也更有能力面对那场艰难的挑战。

总之，生活中的每个人，不管你遇到什么，都要相信一点：美好的事将会发生，当你揭开悲伤的黑幕，你会发现一轮火红的太阳正冲着你微笑。请用一秒钟忘记烦恼，用一分钟想想阳光，用一小时大声歌唱，然后，用微笑去谱写人生最美的乐章。

🔒 解码失眠

尘世之间，变数太多。我们唯一能掌控的，就是自己的心境，有好的心境，才有好的睡眠质量，当厄运或不公正的待遇降临到人们头上时，如果无法改变它，就要学会接受它、适应它，并且你始终要相信，接下来发生的一定是美好的事。

二、笑一笑，不管发生了什么

在我们生活的周围，我们发现，那些失眠者常常会问自己：我为什么不开心呢？在他们看来，"我好像被命运欺骗了，既得不到它所承诺的生活，又失去了那些对我而言最珍贵的东西：时间、青春以及巨大的精力。"这些愁怨在他们心中郁结着，无法开怀，然后导致失眠，他们甚至忘记自己已经多久没有笑过了。

那么，为什么他们会有这样的表现呢？这是因为他们给自己的潜意识里灌输了负面的信息，进而产生了负面的心态。

其实，人生短短数十载，困难和挫折都在所难免，每个人都不能预知未来，但我们可以以一颗坦然的心面对。只要做到积极乐观、永不绝望，就一定能渡过逆境。

因此，我们每一个人，也应该学会在日常生活中培养自己乐观的精神，都要调整自己的心态，无论遇到什么事，也都不要忧郁沮丧，无论你有多么痛苦，都不要整天沉溺于其中无法自拔，不要让痛苦占据你的心灵。

有这样一个女人，她是单位里别人眼中最"幸福"的女人，她的幸福，并不是因为她漂亮、物质生活充足，而是她脸上永远有舒心的笑容。刚结婚那年，她身上就发生了一件不幸的事——因为出车祸，让她烙下了腿部的残疾。但任何一个同事，坐在她的身边就会有一种非常舒服的感觉，因为你会被她的那种温和、乐观的情绪所感染。

残疾对于一个女人来说已经非常不幸了，两个人所组成的家庭里有一部分不完整了，生活中的风风雨雨就可能会"乘虚而入"，但是她的家却是幸福和温馨的。她和丈夫之间的感情很好，她们的生活非常快乐。而这一切都是因为她的心态是平和的，她的人格是独立的。她从来不把自己看做是一个残疾人而给丈夫增添更多的心理压力。当丈夫处于事业上的"瓶颈"期的时候，她用她乐观的态度鼓励丈夫重整旗鼓，因而她便获得了丈夫的主动关怀和爱护，这比

自己强迫来的要真实和自然得多，也更踏实得多。

故事中的这个女人，即使残疾，她也选择了让自己快乐、幸福的人生态度——乐观。有本书上说过："思想……能令天堂变地狱，地狱变天堂"，其实生活的快乐或是悲伤选择权就在你手中……相信自己能做个乐观的、爱笑的人，相信自己能做个神采飞扬的人，你就能快乐。

有人说，这世界上存在两种人，划分的标准就是他们对待事物的态度，一种是乐观的人，一种是悲观的人。乐观者，他们的脸上总是挂着微笑，似乎没有事情能难倒他们。因此，他们生活得幸福、坦然，更不会有失眠的困扰，而悲观的人，他们似乎总是把眼光盯在事物坏的一面，于是，他们总是感到低迷，整日郁郁寡欢，吃不下睡不好，有句话说得好："乐观者在灾祸中看到机会，悲观者在机会中看到灾祸。"微笑看待人生，好运就不会远离。

因此，乐观就像心灵的一片沃土，为人类所有的美德提供丰富的养分，使它们健康地成长。有一位虔诚的作家，在被人问到该如何抵抗诱惑时回答说："首先，要有乐观的态度；其次，要有乐观的态度；最后，还是要有乐观的态度。"

用乐观的态度对待人生就要微笑着对待生活，微笑是乐观击败悲观的最有力武器。无论命运给了我们怎样的"礼物"，都不要忘记用自己的微笑看待一切。微笑着，生命才能将利于自己的局面一点点打开。在饱受约束的现实生活中，要让心灵快乐的飞翔，微笑还应该是一种境界。苏轼《题西林壁》云："横看成岭侧成峰，远近高低各不同。不识庐山真面目，只缘身在此山中。"看似浅显，其实饱含生活哲理。人人要面对红尘命运中的各种磨难和艰辛，身在其中，心思却能够跳脱其上其外，以那种怀禅的释然，纳海的胸襟，平和的意绪，坦诚面向过往未来一切莫测的事变，那么尽享祥和的微笑是不言而喻。

任何一个人，他的生活快乐与否，完全决定于个人对人、事、物的看法如何，而这样的看法又会传输给潜意识，从而决定了我们的行为和生活状态。因为生活是由思想造成的。如果我们想的都是欢乐的念头，我们就能欢乐；如果我们想的都是悲伤的事情，我们就会悲伤。的确，人生在世，快乐的活着是一生，忧郁的活着也是一生，是选择快乐还是忧郁？这完全取决于做人的心态，正确的做法就是不断地培养自己乐观的心态，远离悲观，它既是一种生活艺术，又是一种养生之道。

总的来说，对于未来的生活，我们必须要学会历练自己，学会自我调节，学会对自己进行积极的暗示，这样，在未来荆棘密布的人生道路上，论命运把你抛向任何险恶的境地，你都能做到积极、快乐地生活。

🔒 解码失眠

悲观沮丧这些负面心态是导致人们失眠的重要原因，因此在生活中，你也可能遇到某些困难，遇到某些不顺心的事，你可能会因此变得沮丧。其实，应告诉自己，困境是另一种希望的开始，它往往预示着明天的好运气。因此，你只要放松自己，告诉自己希望是无所不在的，再大的困难也会变得渺小。

三、乐观点，要有点阿Q精神

在生活中，我们经常听到有些人说，经常有人说"点头微笑，低头数钞票""和气生财""家和万事兴"之类的经验真谛，这些都充分说明了一个道理：因果联系，只有时时保持一种积极的人生态度才有获取成功的希望。

我们也看到，在睡眠问题上，那些总是能睡得踏实安稳的人，并不是因为他们没有烦恼，而是因为他们懂得自我安慰，比如，学鲁迅笔下的阿Q，凡事坦然一点，那么，事情也许就不是那么难了。

大发明家爱迪生在成名之前的生活是很潦倒的，他做过很多临时工，比如、餐馆服务员、报童等。但即使这样，他也不忘记自己的发明，有时候，即使挨饿他也要坚持。更糟糕的是，他常常会面临数百乃至千次的失败，然而他

没有因此而倒下。用他的话说："即使再贫困，我也要去发明。失败了怕什么，至少我知道以前的方法行不通。"

爱迪生的这些话其实也是一种"阿Q精神"，他并没有被失败打垮，而是不断地安慰自我，使自己更加有信心。

人生在世，我们总会遇到一些令我们不快的事，我们要学会心理调节，这是决定人生成败的决定性因素之一。如果一个人在这一方面迷惑不解，那么，就要借助自己的理智去解决。其中，阿Q精神就可以让我们更好地满足于自我安慰的需要。相反，如果一个人的心态调整不好，那么乐观的人生也会离得很遥远。人们常说的心想事成，就是这个道理。

传说，有个勤奋好学的女裁缝，一天去给法官缝补法袍，她不但缝补得很认真仔细，还对法官穿的法袍进行了改装。有人问她其中的原因；她解释说："我要让这件袍子经久耐用，直到我自己作为法官穿上这件袍子。"心想事成，这位裁缝后来果真成了一名法官，穿上了这件袍子。

人的心灵有两个主要部分，就是意识和潜意识。当意识做决定时，潜意识则做好所有的准备。换句话说，意识决定了"做什么"，而潜意识便将"如何做"整理出来。意识就好像冰山浮出水平线上的一角，而潜意识就是埋藏在水平线下面很大很深的部分。

生活中，谁都不会事事顺心，多半时候还都会遇到不顺心的事。此时，如果我们自暴自弃，那么，人的一生就是失败的。而我们在现实生活中，还是应有一点阿Q精神，就是要有乐观向上、自我安慰的心态。

的确，我们的努力不一定会收到同等的报酬，但遇到不如意，我们千万不能自暴自弃，我们可以稍微学学阿Q，自暴自弃只会缺乏自信，凡事都得往好的方面去想。没有鲜花灿烂的日子，能拥有一簇簇的绿叶也不错；没有硕果丰收的日子，能拥有根也是收获；没有快乐的日子里，我们不能失去坚持的信念。即使经历一千次的失败，我们依然要笑对生活。

有人说，态度决定一切，这话是很有道理的，不同的心态看到问题时候的眼光、角度都是不相同的，在事情产生的结果上也是不同的。

在生活中，很多人总是抱怨自己活得累，烦恼不断，并为此遭受失眠痛苦，而其实，谁没有烦恼呢？只要生存，就有烦恼。痛苦或是快乐，取决于你的内心。人不是战胜痛苦的强者，便是向痛苦屈服的弱者。再重的担子，笑着也是挑，哭着也是挑。再不顺的生活，微笑着撑过去了，就是胜利。

在生活中，阿Q的思维和行为在不少人身上或多或少地存在着，只是其存在的形式和表现方法有别。比如：有的男人在外边受了气，回家拿老婆出气；老婆受了气，回头打孩子，这叫"心理转移反映"。虽然这种心理转移反应不合理，但当事人通过这种心理转移，卸掉了部分心理压力。又如：一个男人喜欢上了一个姑娘，可姑娘拒绝了他。他会这样安慰自己："这姑娘还配不上我呢！"因此，为了使自己活得快乐些，生活中不妨有点阿Q精神。

总之，每天保持一份乐观的心态，如果遇到烦心事，要学会哄自己开心，让自己坚强自信，只有保持良好的心态，才能让自己心情愉快。

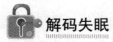

解码失眠

生活的快乐与否，完全取决于个人对人、事、物的看法如何。而大部分失眠者眼里的世界是悲凉的，其实，面对人生的烦恼与挫折，最重要的是摆正自己的心态，积极面对一切。无论遇到什么，不要忘记微笑。人在生活中为调解情绪，适应环境，应该有点阿Q精神。

四、看开一点，消除紧张和不安

我们都知道，每个人的一生，我们总会遇到一些可能让我们心情紧张的事，比如，当众演讲、表演、面试等，我们常常会因为这些小事而坐立不安，甚至吃不下，睡不着，严重的还患了失眠症，而实际上，问题的好坏还在于我

们看待它们的心态，如果用轻松的心态面对，便能消除紧张和不安，那么，结局往往是利于我们的，你越是紧张，可能情况就越糟。

然而，在现代社会中，人们之所以感到失眠，很多时候就是因为无谓的焦虑，一件无谓的小事，却让他们坐立不安，总害怕事情发展得不好，其实，越是焦虑，越是失眠，事情也越是会不顺。因此，对于生活中的小事，为了克服失眠，我们不妨看开一点，也要学会修炼自己泰山崩于面前而不改色的淡定心态，这样，你就能以最佳的状态去解决问题。

玲玲是个从小就爱笑的女孩，现在的她已经初三了。尽管中考将近了，但她似乎一点也不紧张，每天还是笑容满面的，她的妈妈都不知道她每天哪里有那么多开心的事。她的回答是："我长得不比别的女孩差，成绩也不是很差，难道我要哭丧着个脸吗？"听到女儿这么说，玲玲爸爸很高兴，因为女儿很自信。

事实上，玲玲的学习成绩并不是很好，一直在中游徘徊，从小学开始就这样，但也不知道为什么，一到大考，她好像总比平时发挥得好，当同学们问她怎么做到的时，她的回答是："因为我相信我自己能考好，没什么可担心的。"

中考很快来了，这天，当大家都忧心忡忡地进考场时，玲玲还是和平时一样笑着，成绩出来后，不出大家所料，玲玲顺利考入了该市的一家重点高中。

故事中的主人公玲玲为什么运气那么好、逢大考过？这与她的轻松心态不无关系。

这个小故事告诉我们，很多时候，在你看来可能很严重的问题，实际上却并没有那么糟糕，只要你换个心情、换个角度，那么，你看到的就是另外一片风景。

有人说："天使之所以会飞，是因为他们把自己看得很轻，人之所以有痛苦烦恼，常常就是因为不能把自己看淡看轻一点。"其实，人生何尝不是如此呢？生活中的人们，当紧张的情绪反应已经出现时，有效的调适方法应该是消除紧张和不安。

1.坦然面对和接受自己的紧张

你应该想到自己的紧张是正常的，很多人在某种情境下可能比你更紧张。不要与这种不安的情绪对抗，而是体验它、接受它。要训练自己像局外人一样观察你害怕的心理，注意不要陷入到里边去，不要让这种情绪完全控制住你：“如果我感到紧张，那我确实就是紧张，但是我不能因为紧张而无所作为。”此刻你甚至可以选择和你的紧张心理对话，问自己为什么会这样紧张，自己所担心的可能最坏的结果可能是怎样的，这样你就做到了正视并接受这种紧张的情绪，坦然从容地应对，有条不紊地做自己该做的事情。

2.积极暗示

德国人力资源开发专家斯普林格在其所著的《激励的神话》一书中写道：“人生中重要的事情不是感到惬意，而是感到充沛的活力。”“强烈的自我激励是成功的先决条件。”所以，学会自我激励，就是要经常在内心告诉自己，我相信自己可以做到。如果你的心被自卑掩埋，那么，你已经输了。有自信，那么即使面对逆境，也能泰然自若。这种强而有力的信心，事实上便是来自于自信。换言之，自信是力量增长的源泉。

3.做一些放松身心的活动

具体做法是：

（1）选择一个空气清新，四周安静，光线柔和，不受打扰，可活动自如的地方，取一个自我感觉比较舒适的姿势，站、坐或躺下。

（2）活动一下身体的一些大关节和肌肉，做的时候速度要均匀缓慢，动作不需要有一定的格式，只要感到关节放开，肌肉松弛就行了。

（3）做深呼吸，慢慢吸气然后慢慢呼出，每当呼出的时候在心中默念“放松”。

（4）将注意力集中到一些日常物品上。比如，看着一朵花、一点烛光或任何一件柔和美好的东西，细心观察它的细微之处。点燃一些香料，微微吸它散发的芳香。

（5）闭上眼睛，着意去想象一些恬静美好的景物，如蓝色的海水、金黄

色的沙滩、朵朵白云、高山流水等。

（6）做一些与当前具体事项无关的自己比较喜爱的活动，比如，游泳、洗热水澡、逛街购物、听音乐、看电视等。

所以，当你遇到问题时，请以轻松的心态去观察和思考，就会发现，事实远没有想象中的那样糟糕！

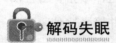 **解码失眠**

紧张和不安会带来焦虑，也就会引起失眠，而其实很多事，我们都不要太刻意强求，淡然地面对生活过程，就是一份大快乐、大滋味。无论生命过程有多少的不如意，一定要找个理由让自己的心情快乐起来，凡事看开一点，淡然地面对生活，从容地微笑才是最重要的。

五、无论何时保持心情顺畅，才能有灿烂的明天

在生活中，不少心理咨询师指出，失眠者前来求助时总是感叹自己活得累，没有快乐可言，低迷、糟糕的心情是他们失眠的主要原因，而其实，人生在世，谁都会遇到烦恼，之所以人们的生活状态不同，是因为他们的心态不同，痛苦或快乐，取决于你的内心。很多人活得很累，过得很不快乐。其实，人只要生活在这个世界上，就有很多烦恼。痛苦或是快乐，取决于你的内心。面对痛苦，你若不成为强者，就会成为弱者。再重的担子，笑着也是挑，哭着也是挑。再不顺的生活，微笑着撑过去了，就是胜利，就有灿烂的明天。

有哲人说："你的心态就是你真正的主人"。一位伟人说："要么你去驾驭生命，要么是生命驾驭你。你的心态决定谁是坐骑，谁是骑师"。一位艺术

家说："你不能延长生命的长度，但你可以扩展它的宽度；你不能改变天气，但你可以左右自己的心情；你不可以控制环境，但你可以调整自己的心态。"佛说："物随心转，境由心造，烦恼皆由心生。"狄更斯说："一个健全的心态比一百种智慧更有力量。"爱默生说："一个朝着自己目标永远前进的人，整个世界都给他让路……这些话虽然简单便却经典、精辟，一个人有什么样的精神状态就会产生什么样的生活现实，这是勿庸置疑的。就像做生意，你投入的本钱越大，将来获得的利润也就越多。"

因此，生活中的每个人，你需要明白，好睡眠来自于好心态，而好心态需要我们学会自我调节。人类几千年的文明史告诉我们，积极的心态能帮助我们获取健康、幸福和财富。

另外，当你遇到困难时，转机也在改变自己心态的瞬间。此前的恶性循环被切断，良性循环开始了。人的命运绝不是天定的，它不是在事先铺设好的轨道上运行的，根据我们自己的意志，命运既可以变好，也可以变坏。就是说，自己身上发生的一切事情，都是由自己的心制造出来的，这是一条根本性的原理。经过各种挫折和曲折，我终于明白了这个贯穿于人生的真理，这一真理刻进了我的心底。

有一位22岁的年轻人，自从大学毕业后，一直找不到工作。尽管他有一所英国名牌大学新闻专业的文凭，但在竞争激烈的人才市场上，他却四处碰壁。

为了求职，他从英国本土的地方，一直寻寻觅觅到首都伦敦，最后他走进了世界著名的《泰晤士报》的编辑部。

"请问你们需要编辑吗？"他十分恭敬地问。

对方看了看貌不惊人的他，说"不要。"

他又问："那需要记者吗？"

"也不要。"对方回答说。

"那么，排字工、校对呢？"他毫不气馁。

"都不要！"对方显然已经很不耐烦了。

他却微微一笑，从包里掏出一块制作精致的告示牌，交给对方，说："那

您肯定需要这块告示牌！"

对方一看，上面写了这样一句话："额满，暂不雇用。"

他的举动让报社的人忍俊不禁。一位主管很认真地在一旁观察他，发现他并不是在调侃报社，而一脸的真诚。主管被他的认真和顽强行动所打动，结果录用了他，把他安排到对外宣传部工作。

20年后，他在这家英国王牌大报的职位是：总编。他就是生蒙，一位资深且有着坚韧毅力和良好人格魅力的新闻工作者。

我们看到，一个成功的竞争者，除了要具备丰富的知识和各方面的才能外，还必须有健康的心理素质，尤其是乐观向上的、积极的态度。

一个人是否成功的标志，成功人士的首要标志，在于他的心态。一个人如果心态积极，乐观地面对人生，乐观地接受挑战和应对麻烦事，那他就成功了一半。我们必须面对这样一个不争的事实：在这个世界上，成功卓越者少，失败平庸者多。成功卓越者活得充实、自在、潇洒；失败平庸者过得空虚、艰难、猥琐。为什么会这样？仔细观察、比较一下成功者与失败者的心态，尤其是关键时刻的心态，我们将发现"心态"会导致人生惊人的不同。

诚然，命运这东西，在我们的人生中俨然存在，但是它不是人力无法抗拒的"宿命"。命运可以随着我们心态的改变而改变。唯一能改变命运的就是我们的心，人生是由自己创造。

同样，如果现在的你因为心情不好而失眠，那么，都应当从这些失败与成功者的身上看到信心的力量，并让其指导你轻松应对在学习、生活和工作中遇到的困难。

🔐 解码失眠

浮躁、抱怨、逃避在现在许许多多的失眠者身上或多或少地存在着，可以说，这三者可以使人消沉，甚至使人走到消极的道路上去。而任何人的幸与不幸，人生的低谷与高峰，毫无例外，都是由他们自己的"心相"导致的，自己撒下的种子，必定会在自己身上开花结果。

六、认真充实地过好当下每一天

人生在世，我们任何人都希望拥有灿烂美好的明天，然而，我们自身是处在今天的，明天还未来到，对未来不必忧虑，因为忧虑毫无意义，还不如着眼当下，努力充实好现在，那么，你收获的就不只是实力，还有一份淡然的快乐。

因此，每个因为担忧明天而失眠的人，都要调整好自己的心态，认真过好当下每一天，活在今天的方格中，是免除忧虑的最好方法。

对于任何人来说，如果一个人的思想是快乐，那么，他就是快乐的；如果脑子里是悲观的，那么，他的一生也就是悲观的；一个人的内心被恐惧填满，那么，他就会心生恐惧。病态的思想只会让人生病，如果你认为自己会失败，那么你不会成功。可怜自己的人，没有人同情你。

诺曼·文森·特皮尔曾说过："你所认为的，并非真正的你；反而，你怎么样，你就能成为什么样的人。"

对于那些失眠者而言，尤其应该将那些消极的态度从自己的思想中剔除出去。也就是说，我们应该关心自己的问题，但却不应该是担忧。那么，你可能会问，难道这两者之间有区别吗？当然有。每次，当我们走在闹市区的大街上时，都会与人摩肩接踵，你必须要注意，但这时，你却不必担忧，注意意味着我们要看清问题，并冷静自己的情绪，然后找办法去解决他，而一味地担忧只不过是在忙乱中兜圈子而已。

对于现在的某个严重的问题，我们可以关注，但我们依然可以昂首阔步地走路，也可以像平时一样生活。接下来，我们来听一个故事：

那是内战不久之后的一个晚上，已经是十月了。大街上游荡着一个无家可

归的女人，她的名字叫格洛夫太太，她在一个退休船长的太太——韦伯斯特太太的家门口，然后，她敲了敲门。

门缓缓地开了，韦伯斯特太太看到一个身材瘦小、甚至已经瘦得皮包骨头的女人，她心生怜爱。因此，在这个陌生的可怜女人一开口说想要找个地方歇歇脚时，韦伯斯特太太就答应了："没事，请留在这吧，反正这座大房子就只有我一个人住。"

谁知，格洛夫太太刚准备安顿下，韦太太的女婿刚好从纽约来此度假，发现家里来了一位"肮脏的不速之客"，便很气愤地说："我可不希望家里住着这么一个无赖。"接下来，他就将这个无家可归的可怜女人赶出去了。外面下着雨，她在雨中站了好几分钟，最后只好找了个能避雨的地方。

故事到这里当然没有结束，就是那个被韦伯斯特太太的女婿称为"无赖"的可怜女人，到后来居然成为了世界上最具影响力的一位女性，她就是马克·贝克·艾迪，也就是基督科学教派的创始人，到后来，她有几百万信徒。

不过，在刚开始的阶段，她遭受到的只是一连串身体上的折磨，她被病痛包围着，她满是悲伤与愁苦。在婚后不久，她的第一任丈夫便死了；她的第二任丈夫与一个有夫之妇私通，不过这个男人最后死于贫民窟。她原本有一个儿子，但是因为那个时候她贫病交加，她不得不将4岁的儿子交给别人抚养，31年来，他们从未见过面。

她的健康状况实在太糟糕了，后来她一直对自己推崇的"心灵治疗科学"很感兴趣，这一方法让她获得了健康，但真正让事情发生转折的还是后来的麻省的一个寒冷的夜里，那是一个寒风刺骨的夜里，她一个人在街上踟蹰着，谁知一不小心在结冰的人行道上滑倒了，她摔得失去了知觉，脊椎摔伤了，好心人将她送到了医院，但是医生告诉她已经没救了，即使能保住性命，估计也是终身瘫痪。

那个时候的玛丽已经躺在床上等死了，人生毫无希望。一天，她打开《圣经》，然后看到了《马太福音》中的一段话："于是，他们带了一位不能行走的人，躺在床上来到耶稣跟前……耶稣对他说：'孩子，平安吧，我已经赦免了你的罪过……站起来吧——拿着你的床，回家去吧。'于是，那人就起来回去了。"

玛丽认为这就是圣灵对自己的指引，后来，她说，正是因为耶稣的话在自己的心里产生了一股无形的力量，那就是信念，那句话治愈了自己的心灵，让自己真的可以下床走路了。"那件事之后，我找到了治疗自己和他人的方法……这些方法是科学的，因为它是发自人内心的力量，是一种心理现象。"

就这样，最后，玛丽创立了一种新的宗教，也就是基督科学——一个特殊的宗教，因为它是被一位女性创立的，而现在，它已经在全世界传扬开来。

从玛丽的故事中，我们看到，一个人的心理状况在很大程度上影响着一个人的生理能力，好心态能克服我们的忧虑，甚至是身体上的病痛。

伟大的法国哲学家蒙田更把下面这句话奉为人生信条："伤害我们的并不是事情本身，而是我们对事情的看法。"的确，对于事情的看法来自于我们自己。

我现在在干什么？当你感觉自己神经紧张、被负面情绪困扰时，你能改变你的态度吗？当然能，不仅如此，我还能告诉你具体的方法，虽然看起来有些麻烦，但是别无他法。

实用心理学的大师威廉·詹姆斯曾经有这样的心得：

行动似乎是跟着感觉走的，但两者实际上是并行的，多以意志控制行动，也就能间接地控制感觉。

也就是说，虽然我们不能内心一做决定就立即改变自己的情绪，但是最起码我们已经付出努力。因此，詹姆斯的解释："假如现在的你不开心，那么，你唯一可以做的就是挺直你的身体，然后装成开心的样子去做事和说话。"诸行动了，我们也的确可以慢慢改变，当我们能改变自己的行动时，也就能自动改变感觉了。

这样一个简单的行为真的奏效吗？其实你可以自己试试看，从现在起，你的脸上堆一个大大的微笑，然后放松你的肩膀，深深地吸上一口气，再开心地唱首歌，如果你不会唱歌，没事，那就吹口哨吧，如果你连吹口哨都不会，那

么，你可以哼着小调儿。很快，你就知道威廉·詹姆斯话里的含义了：如果你的行为散发的是快乐，那么，你的心里就不会有任何阴郁的色彩。

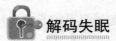

解码失眠

要放下为明天担忧的苦恼，要树立积极达观的人生态度，就要从自身做起，培养出一种艰苦奋斗、开拓进取的精神品质。要树立积极乐观的人生态度，就必须把个人的成长与社会的发展紧密地结合起来，从个人狭小的生活天地里走出来，从而实现崇高的人生目标。

七、对于生命持一种无忧无虑的淡泊态度

美国本土第一位哲学家和心理学家威廉·詹姆斯曾经有这样一句名言："对于生命持一种无忧无虑的淡泊态度，将抵偿他自身的一切缺点。"的确，生命的过程不可能重新来过，因此，我们必须珍惜这仅有的一次生命。但生老病死本身就是生命的常态，我们不必焦虑，而应该以放松的心态面对。

在生活中，一些人的脑子里都充斥着各种各样的对健康和生命的忧虑，甚至忧虑到了失眠的境地，在他们眼里，似乎如果没有忧虑，人生就会显得过于苍白和空洞，简直无法继续下去。诸如"孩子今天吃饭很少，是不是不舒服？""最近身体不太舒服，会不会生病了？要是我生病了，孩子怎么办？"坦白地说，这些忧虑都是一些杞人忧天的忧虑，即使你再怎么琢磨，该发生的已经发生了，不会发生的也不会发生。那么，我们与其在未知的焦虑中度过每一天，还不如坦然面对，快乐地度过每一天。

其实，人们忧虑于生老病死，是因为对于生命没有淡泊的态度。而对哲人来说，死是最后的自我实现，是求之不得的事，因为它打开了通向真正知识的

门，灵魂从肉体的羁绊中解脱出来，终于实现了光明天国的视觉境界。

1955年4月18日，爱因斯坦病逝。临终前，他很慎重地留下了遗嘱。他在遗嘱中说："我死后，除护送遗体去火葬场的少数几位最亲近的朋友之外，一概不要打扰。不要墓地，不立碑，不举行宗教仪式，也不举行任何官方仪式。骨灰撒在空中，和宇宙融为一体。切不可把我居住的梅塞街112号变成人们'朝圣'的纪念馆。我在高等研院里的办公室，要让给别人使用。除了我的科学理想和社会理想不死之外，我的一切都将随我死去。"

我们都不是哲学家，但最起码我们都能从哲学家的世界中汲取一点精神营养，苏格拉底教会了我们如何看待死亡，如何直面死亡。

也许很多人会产生疑问，什么叫死亡？死亡是什么样子的？该如何面对死亡……这些关于死亡的话题，生活中的我们好像从来很少考虑，也很少讨论过。或许，死，在我们的传统意识里，多少是一个令人忌讳的字眼。也正因此，纵观我们一直以来的教育，关于死亡的教育，几乎是一片空白。甚至于当保险公司人员诚意向我们推荐一些与死亡有关的险种时，我们几乎条件反射般怒目而视然后拒之于门外。这难道不是典型的鸵鸟精神吗？不谈死，死就不存在了吗？

佛家有云：我本不欲生，忽而生在世；我本不欲死，忽而死期至。人的死亡和人的出生一样，是个人无法选择的。无论是谁，最终都要告别所爱的人，告别世间的忙碌，一个人静静面对死亡。

一切生命有生必有死，这是任何生命形式都无法抗拒的自然规律。作为一般的生命形式而言，生就生了，死就死了，几乎没有讨论的价值。然而，人作为高等动物，由于拥有自我意识，人能够将生命作为意识的对象来看待——能够将"我本身"作为思维的客体来认识，也就是说，无论是生命的起源、生命的过程、生命的延续都成了自我意识的对象物。因此，如何面对死亡的问题，也必然成了人类各民族文化的核心问题之一。

那么，我们该如何减轻对死亡的恐惧呢？

曾经有这样一篇小说——《莫亚的最后一课》，这篇小说讲的是一位哲学

家的故事，他身患绝症，在这本书里真实地记录了他是如何直面死亡的。每周他都会选择一天，让他的学生聚集在一起，大家围在他的床头听他讲述或者大家一起讨论关于死亡的课题。如此一来，死亡的问题就没那么可怕和沉重了，包括他和他的学生们，也都能坦然面对了。

至亲的人陪伴身边，我们就不会感到孤单，或是，给我们一句亲切的安慰，给我们一个轻吻，给我们一个紧紧的握手……就是如此简单，可能就可以给我们带来很大的安全感，令死亡不至于令人如此恐惧了。

布鲁尼是一名癌症患者，已经是晚期了，医生宣布他只有一年的生命。在得知自己生病之前，布鲁尼的性格非常内向，过于胆小谨慎，总是担心很多东西。让人惊讶的是，当得知自己身患不治之症之后，布鲁尼突然想开了，他变得豁达开朗，坦然地接受疾病。布鲁尼没有选择接受治疗，因为到了癌症晚期，治疗只能缓解疼痛，除此之外，没有任何用处。很久以来，布鲁尼一直很向往到世界各地走一走，看一看。当得知自己只有一年的生命时，布鲁尼毅然决然地放弃了一切身外之物，他还卖掉了自己的房子，选择了环球旅行。跟着一艘大船，比鲁尼走遍了世界各地，最后，他来到了中国。很久以来，布鲁尼一直对中国功夫很好奇，尤其是气功。到了中国之后，他找到了一个深山之内的寺庙，跟随那里潜心修行的高僧每日坐禅。经过一段时间的坐禅，布鲁尼惊讶地发现自己原本日渐衰竭的身体居然渐渐地恢复了力量。他每日跟随大师吃斋念佛，坐禅诵经，一年多过去了，他已经领悟了很多佛家的道理，精力和气色也越来越好。不过，既然已经放下了，布鲁尼并没有欣喜若狂地去医院检查自己是否已经战胜了癌细胞，而是继续在自己的最后一站——中国这座深山中的古庙里安心地吃斋念佛，坐禅诵经。

我们不得不怀疑，布鲁尼是不是已经在彻底放空自己之后战胜了癌症。当然，答案很有可能是肯定的。其实，癌症是一种心因性疾病，长期的紧张、焦虑、不安，特别容易导致癌症。反之，假如一个人积极、乐观、开朗，能够心胸豁达地面对凡尘俗世，自然就能少了很多烦恼，身体也会更加健康。

从出生那天起，我们就注定了难逃一死，也就是说，生与死，是一个最普通不过的命题，只可惜我们从来只重视生的欢乐，却从来没有正视过死的心理问题。从人的心理角度来看，死一定是令人恐惧不安，甚至是恐怖的。既然如此，我们为什么不正视这份恐惧，然后，想方设法减少死亡来临时带给我们的恐惧呢？

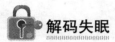

解码失眠

生活中那些忧虑于生老病死的人，对于生命，应该学着持一种淡泊、坦然的态度，这样，我们才能免除失眠困扰。

第十章

消除孤独和忧虑，给自己一片新天地

　　现代社会，纷繁复杂，我们每天都要面临紧张忙碌的工作和生活，难免产生忧虑情绪，而忧虑与失眠相伴相生，一旦我们的心灵被忧虑占据，我们就产生了失眠困扰，并且，忧虑还会产生一系列其他的身心健康问题，诺贝尔医学奖的获得者亚力克西斯·卡锐尔曾说："不知道怎样抗拒忧虑的人都会短命而死。"所以，我们每个人，都要找到能克服忧虑的方法。

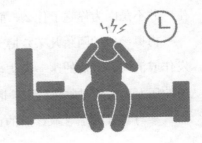

一、忧虑和失眠是孪生兄弟

我们都知道，在纷繁复杂的现代生活中，只有那些总是能保持内心平静的人，才能免除失眠困扰，而失眠的来源有很多，其中就有忧虑。其实，忧虑是人类健康的大敌，诺贝尔医学奖的获得者亚力克西斯·卡锐尔曾说："不知道怎样抗拒忧虑的人都会短命而死。"所以，从某种意义上说，抗拒忧虑是保持身体和心理健康的重要内容。

圣塔菲铁路曾经的医务负责人戈伯尔博士针对忧虑这一问题曾说：

"每一个医生接收的病人中，大概有70%的人，只要他们能做到消除自己的恐惧和忧虑，他们的病也会逐渐好起来。千万不要以为他们是真的生了什么病，当然，他们的病确实也是对他产生了一些不快，有的比长了蛀牙还要疼痛一百倍，如胃溃疡、心脏病、失眠症、神经性头痛等。当然，我并不是说这些病不是真的病，因为我曾经也患过12年的胃溃疡。一旦你忧虑和恐惧，你的胃部神经就会受到影响，胃液的分泌也就会紊乱，因此很容易得胃溃疡。"

神经性胃病的作者约瑟夫·蒙塔格博士也曾说过类似的话："胃溃疡的产生，并不是因为你吃了什么，而是因为你忧愁些什么而导致的。"

梅奥诊所的阿尔凡莱兹博士说："胃溃疡通常是根据你情绪紧张的高低而发作或消失。"他的这一说法当然并不是空穴来风。阿尔凡莱兹博士以梅奥诊所的病人为实验对象进行了验证。

参与实验的是这家诊所的15000名胃病患者，他发现，每5个人中，有4个患胃病的原因都不是生理上的，而是因为忧虑、恐惧、憎恶、极端自私，以及无法让自己适应的生活。当然，我们更需要明白的是，胃溃疡足以致命。

哈贝恩博士曾写过一篇研究报告，并且，他在美国工业界医师协会的年会上将这篇报告宣读了出来，大致内容是：这一研究的研究对象是176位平均年纪在44.3岁以上的工商界负责人。在这些人当，大概有1/3的人因为精神过度紧张而患有三种病：心脏病、消化系统疾病和高血压。我们来想想看，这些人无疑都是社会上的成功人士，但他们还不到45岁，就得了胃溃疡和高血压这样的疾病，可见，成功的代价是多么昂贵！或许这并不是真的成功，的确，一个连健康都不能拥有的人，又怎么能算得上成功呢？就算他赢了全世界，他却输给了自己。实际上，任何人都只需要三餐一宿，这一点，即便是一个最底层的社会公民也能做到，而且，他的胃口绝对会比那些所谓的成功人士好多了。这样看来，或许这些成功人士更希望自己是一介布衣吧。这样，当他闲下来的时候，都能美美地睡上一觉，而不愿意做一个还未到45岁，就已经为了管理一个公司而失去健康的所谓的成功人士。

忧虑除了对身体健康构成威胁外，还会对心理造成伤害，失眠就是其中一种症状。

美国著名的梅奥兄弟称："毫不夸张地说，在我们医院，住进来的有一半以上的神经病患者。"然而，如果我们将他们的神经放到现代医学设备——显微镜下时，你会发现，他们当中大部分都很健康。他们所患的神经上的毛病并不是因为他们的神经本身出了什么问题，而是因为他们产生了焦虑、着急、挫败感、恐惧、颓丧等一系列的负面情绪。

医生们做了这样一个大致的统计，在现在美国活着的人中，平均每20个人中就有1个人在过去某段时期得过或者现在正患上了精神病。在"二战"期间，那些应征入伍的年轻人中，平均每6个就有1个因为精神失常而不能服役。

那么，这些年轻人为什么会精神失常呢？对于这个问题的全部答案无从知晓。但我们可以说，在很多时候是由恐惧和忧虑造成的。内心焦虑和烦躁不安的人，无法将自己真正置身于现实世界和群体中，他们把自己和周围的世界隔

绝开来，然后缩到自己的梦想世界中，以此来解决他所忧虑的问题。

那么，现在你不妨问自己几个问题：你爱生命吗？你想健康、长寿吗？你想睡得踏实吗？那么，不妨静下心来，别在忧虑了。在如此混乱的现代都市中，你是否能始终做到保持内心平静呢？我想，如果你是一个正常人的话，答案应该是肯定的，是"绝对可以的"，因为在很多实际的情况下，我们大部分人要比我们想象得坚强得多。我们的内心，总是有很多没有被挖掘出来的内在力量，这就好比卢梭在他的不朽名著《狱卒》里所提到的那样：

我想我再也找不到比一个人能下定决心改善他的生活能力更让人激动的了……如果有一个人，他能满怀自信地朝着自己理想的方向奋斗，并下决定决心按照自己的想法去过自己的生活，那么，他最终一定能得到他想要的成功。

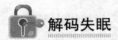 **解码失眠**

和失眠一样，很多人身心上的健康问题，其实都来自于忧虑，忧虑是健康的大敌，我们也只有免除忧虑，才能活得更轻松、快乐。

二、孤独是现代人的烦恼

我们生活的时代，虽然物质生活在逐渐丰富，医学也逐渐发达，但我们的社会中却有一种疾病却越来越普遍，那就是身居闹市中的孤独感。而孤独成为一些人失眠的原因，一旦夜幕降临，他们就感到莫名的孤独和恐惧，他们觉得孤身一人，无法安眠，其实这是孤僻心理的表现。孤僻心理的来源于这些人认为自己在容貌、身材、修养等方面的因素不如人，进而不敢与周围的人交往，久而久之，便产生了孤僻心理，社会心理学家经过跟踪调查发现，在人际交往中，那些心理状态不健康者，相对于那些健康者，往往更难获得和谐的人际关系，也无法从这种关系中获得满足和快乐。

一般来说，孤僻心理都有以下几个表现：

1.太过冷静

理想的心理状态应该是乐观的、积极的、稳定的，不会为琐事忧心忡忡，也不会冲动莽撞，然而，我们不难发现，似乎我们的生活中，有这样一类人，他们似乎总是喜欢以冷静和沉默来面对周围发生的一切，其实，这是典型的孤僻心理。

2.行为偏执极端

生活中，一些人遇到不顺心的事，就采取过激的行为来发泄，这也是孤僻心理的表现。

3.意志品质欠健全

那些意志强的人，对于自己的行为都有一定的自制意识和调节能力，既不刚愎自用，也不盲从寡断；在实践中注意培养自己的果断与毅力，经得起挫折与磨难的考验。

不少感到内心孤寂的人之所以有这样的心态，是因为他们并没有认识到一点：爱和友谊都不是从天而降的礼物，一个人要想得到他人的欢迎或被别人接纳，一定要付出努力。

林·怀特博士是位于加州的所密尔斯大学校长，在一次女青年会的晚餐聚会上，他进行了一次发人深省的演讲，内容大致讲的是现代人的孤独感，他说："20世纪最流行的疾病便是孤独，就像大卫·利斯曼所说的那样：'我们都是寂寞的一群'，现代社会，人口迅速增长，人性就好像迷失的羔羊一样，根本找不到方向……这是一个新奇又特别的世界，再加上政府和各种政策、企业经营模式的变更，人们的灵魂和身体一样，也总是需要从一个地方到另外一个地方——于是，人们的友谊变得短暂且脆弱不堪，我们所处的时代就像冰川时代一样，我们的心也无法温热起来。"

相反，那些能克服孤独感的人，在生活中一定如怀特博士所说的具备超强的勇气。其实，我们每个人，无论走到哪里，都要与人培养出真挚的情谊来，

这就好像一支蜡烛一样，火焰虽小，却能为过往的人都带来光明。

然而，我们绝对不能把大把的时间花在酒吧喝酒或者与左拥右抱上，这样是交不到朋友的，可以做的事情确实有很多，比如，你可以去教堂或者参加志趣相投之人组织的俱乐部，这样，你能结识很多人，你也可以选修一些成人教育课，这样你不但能充实自我，还能得到同伴的友谊。

有这样两个女孩，曾经在同一时间来到纽约这座大城市里打拼，而如今她们的生活状况相差很大。那一年，她们在纽约东区共同租了一间公寓。她们的长相都十分甜美，也都找到了一份收入不错的工作，也都希望自己有朝一日能在纽约闯出一片天地来。

其中一个女孩在那样的年纪便具备了惊人的智慧。在她看来，住在大城市的单身女孩一定要懂得安排自己的生活，并要懂得该怎样计划自己的将来。所以，每天晚上，她都会去一间教会，积极参加各类活动。并且，她还加入了一个研讨会并选择一门可以提升自身个性的课程，她的大部分薪水也都花在了人际交往上，可以说，她的业余生活丰富多彩。

她的休闲活动适度而愉快，但对于周围的社交关系，她则保持着谨慎的态度，尤其是尽量避免那些暧昧不清的男女关系。

在她刚到纽约的时候，她也觉得孤单，事实上，哪个女孩不是如此呢？但是她不像那些男孩一样四处猎艳，她有自己的计划。如今，她已经与一位十分聪明帅气的律师结了婚，婚后生活十分愉快，我也是经常会去探访他们夫妻。我想，这大概就是她说的"要达到目标"的结果，她有个幸福快乐的人生。

你肯定会疑问：另外一个你认识的女孩呢？在刚来纽约的时候，她也感到孤单寂寞，但是她没有充实自己，而是去那些游乐场所，比如，在酒吧去寻找朋友，现在的她去了另外一个地方——协助酗酒者的"戒酒俱乐部"。

所以，如果你不想让自己感到孤独寂寞的话，请记住：幸福快乐都不是靠别人来给予，而是要靠自己去赢得别人的喜爱。

当然，对于如何消除孤僻心理，有以下几点建议：

1.完善个性品质

其实，只要你拥有良好的交往品质，走出恐惧的第一步，就能受到朋友们的喜欢，慢慢地心结也就能打开了。"人之相知，贵相知心"。真诚的心能使交往双方心心相印，彼此肝胆相照，真诚的人能使交往者的友谊地久天长。

2.正确评价自己和他人

孤僻的人一般不能正确地评价自己，要么总认为自己不如人，怕被别人讥讽、嘲笑、拒绝，从而把自己紧紧地包裹起来，保护着脆弱的自尊心；要么自命不凡，认为不屑于和别人交往。孤僻者需要正确地认识别人和自己，多与他人交流思想、沟通感情，享受朋友间的友谊与温暖。

首先就要自信。话说，自爱才有他爱，自尊而后有他尊。自信也是如此，在人际交往中，自信的人总是不卑不亢、落落大方、谈吐从容，而决非孤芳自赏、盲目清高。而是对自己的不足有所认识，并善于听从别人的劝告与帮助，勇于改正自己的错误。

3.培养健康情趣

健康的生活情趣可以有效地消除孤僻心理。利用闲暇潜心研究一门学问，或学习一门技术，或写写日记、听听音乐、练练书法，或种草养花等都有利于消除孤僻。

4.学习交往技巧

你可以多看一些有关人际交往类的书籍，多学习一些交往技巧，同时，可以把这些技巧运用到人际交往中，长此以往，你会发现，你的性格越来越开朗，你的人际关系也会越来越好，同时，你会发现，你收获了不少知识，你认知上的偏差也能得到纠正。

解码失眠

我们每个人，若想克服失眠，首先要克服孤寂，做到这一点，首先就应该远离顾影自怜，勇敢地走入人群中。我们要去认识其他人，结交新的朋友，无论我们去哪里，我们都要保持快乐的心情，都要学会与人分享自己的欢乐。

三、忙碌时，忧虑不会伤害到我们

在现代社会，紧张忙碌的工作和生活让很多人陷入忧虑之中，忧虑是失眠的诱发因素，很可能你在寻找如何解除忧虑的方法，其实，你忽略了一点，让我们免除忧虑和失眠的，依然是忙碌。

哥伦比亚师范学院教育学院的教授詹姆士·穆歇尔曾说："在我们有所行动的时候，忧虑并不会伤害到我们，它们会在我们一天的动作做完了以后侵袭我们。那个时候，我的思维会陷入一片混沌的状态，一些在我们看来荒诞的可能都会被我们想象出来，即使一个十分微小的错误，也会被我们夸大。此时，你的想象力就像一辆没有方向的汽车，它会到处乱撞、毁坏一切，然后让自己也变成一片废墟，任何一个人，要想消除忧虑，最好的办法就是让自己忙起来，然后去做一些有用的事。"

那么，为什么让自己忙起来这么一件十分简单的事，就能把困扰我们的忧虑从头脑中清除出去呢？只要我们了解心理学上这样一个定律就明白了——一个人无论是多么聪明，无论是谁，都不可能在同一时间内想两件或更多的事。现在，我们不妨来做个实验：假设你现在靠在椅子上，闭起双眼，你现在不妨在同一时间内去想另外一件事——自由女神，或者想想明天早上起来你去做什么事。

你会惊奇地发现，在同一时间内你只能想一件事，如果希望将它们都考虑在内，你只能按照顺序轮流地去想其中的一件事。是不是这样？其实，人的情绪也是如此。我们不可能在想到某件事而激动时又去想另外一件让你忧虑的事，也就是说，在同一时间内，一种感觉会被另外一种感觉排挤出去。这是一个简单的道理，但却很难被人发现。不过一些军方的心理治疗家们却发现了这一点，能够在战时创造这一类的奇迹。

一些士兵在战场上败退下来后，就会患上一种被称为"心理上的精神衰弱症"。军队医生都会建议他们采取"让他们忙碌起来"的治疗方法，顾名思义，就是让他们把除了睡觉以外的时间都安排满活动，如打球、钓鱼、种花、打猎以及跳舞等，也就是完全不给他们多余的时间去回忆和思索那些可怕的经历。

在现代心理学上，有个名词——"职业性治疗"，很简单，就是把工作当成我们治病的良方，这已经并不是什么新鲜的治疗方法了，早在耶稣诞生前的500年，在古希腊的医学中，就能找到可考的依据了。在富兰克林时代，费城教会的教徒也使用这种方法。1774年，有位来访者在教会的疗养院看到，那些患有精神病的人正在忙着纺纱织布，这让他感到十分吃惊，他原以为这是教会压榨病人，后来经过教会的人解释他才明白，原来那些病人只有在工作的时候他们的病情才会有所好转，因为工作能让他们安心凝神。

无论哪位心理学家，我们都支持这样的观点：忙碌起来是治疗精神病最好的"药物"。

曾经有个叫道格拉斯的人，他的家里遭受到了灭顶之灾，是接连的两次，第一次，他失去了自己最喜欢的5岁的女儿，他和妻子以泪洗面，不知道如何接受沉痛的打击。然而，噩耗并不是到这里就结束了，他这样向心理医生陈述自己的遭遇：

就在灾难后的10个月，可怜我们的上帝又赐给我们另外一个小女儿，她就像上帝送给我们的小天使一样，然而，这个小天使只活了5天就离开我们了。

这样不断加到我们身上的打击，大概没有人能接受。我实在无法接受了，我整天浑浑噩噩的，吃不下饭、睡不着觉，我无法使自己的精神放松下来，我觉得自己快崩溃了，我对生活也没有了信心。

最后无奈之下的他去找医生，医生给他两个建议：一个是吃安眠药，另外一个则是去旅行。两个办法我都尝试过了，但是没有一个对我有作用。我感觉自己的身体正被一把大钳子夹住了，而这把钳子越夹越紧，我快要窒息了。他因为悲哀而感受到了巨大的压力。

不过，我还应该感到庆幸，因为我还有个可爱的四岁的儿子，他教会了我们该怎样面对这一切。有一天下午，当我坐在客厅里发呆、止不住自己内心悲

哀的情绪时，我的儿子轻轻地走过来对我说："爸爸，我想要一条船，你愿不愿意为我造呢？"我哪里有什么心情造船，实际上，我做什么事情的心理准备都没有，但是我这个可爱的小家伙实在太难缠了，最后，我不得不答应了他。

造那条船大概费了我三个小时的时间，等到我将船造好后，我发现，刚过去的那三个小时的时间，是我几个月以来，过得最充实和最轻松的时间。发现这一点后，我也逐渐从昏睡中清醒过来。我开始第一次想很多事——这是这几个月以来第一次认认真真想某件事。我发现，如果你忙着去做一些需要我们规划和思想的事情的话，那么，也就没有时间再去忧虑了。对于我来说，在造那条船的工程，我内心所有的忧虑都被击垮了，所以从那以后，我决定让自己忙碌起来。

第二天晚上，我就在所有房间查看了一遍，然后把需要做的事列在一单子上，我发现又好多小事需要我去做，比如，去修理那些书架、楼梯、窗帘、水龙头等，令人感到吃惊的是，我居然做了242件事。

在随后的两年时间内，我将这些事都做完了。另外，我还参加了一些具有启发性的活动：每个星期内，我会腾出两个晚上的时间到纽约市参加成人教育班，并且还去参加镇上的一些活动。现在，我还有幸成为校董事会的主席，我每天要参加各种会议，还要协助红十字会和其他的机构进行慈善募捐活动，现在的我已经忙碌得再没有时间去忧虑了。

"没有时间忧虑"，这是丘吉尔说的话，忙碌确实能治疗忧虑和失眠，而假如你和我不能一直处于忙碌的状态，也就是我们有时间坐在那里发愁的话，那么，我们的头脑中就会产生一系列东西，这就是达尔文称为"胡思乱想"的东西，它们就如同神话中人们说的妖精一样，会掏空我们的灵魂和思想，然后让我们失去意志力和行动力。

所以，如果你正在为什么事感到忧虑的话，那你可以记住一个古老的治疗方法——忙碌起来。

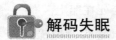
解码失眠

萧伯纳曾用一句话总结了以上情况："让人忧愁苦恼的症结在于，有时间考虑自己到底快乐不快乐。"所以，克服忧虑，克服失眠，你就不必去想它，动起手来吧，让自己忙碌起来。这是世界上最便宜也是最好的一种治疗忧虑的药。

四、我们担心的问题，99%都不会发生

生活中，我们总是在担心这样那样的问题，所以，"万一"成了我们的口头禅，甚至因忧虑而失眠，而其实，那些我们担心的问题，99%都不会发生。如果我们用平均法则来定夺我们到底该不该为那些事忧虑，我们会发现其中90%的忧虑都是多余的，也就是完全可以消除的。

在军队中，将领们常常用这种计算概率的方法来鼓励士兵们的勇气。曾经有个克莱德·马斯讲述了他的一个故事：

那时候，当他和他的伙伴被派遣到一艘游船上的时候，他们都担忧不已，因为这艘游轮所运输的都是高辛烷汽油，所以他们都认为，要是被敌军的军舰勘测到他们，并用鱼雷将他们击中的话，那么，他们所有人都会立即丧命。

可是美国海军确实有鼓舞士气的方法。海军总部发布了一些十分精确的数字，他们指出，假如敌军用若干个鱼雷击中100艘游轮的话，不会沉下去的有60艘，有40艘真的会沉下去，并且，在这40艘里，大概也只有5艘会在不到5分钟的时间内沉没，也就是说，即使你被击沉的话，你也完全有时间从游轮上跳出来。你死在游轮上的概率实在非常小。

那么，这些士兵们真的受到鼓舞了吗？克莱德·马斯曾自己说："在我们听到这些数字后，我们内心的担忧小多了，船上的其他士兵也和我一样，因为

我们知道我们有的是机会，根据统计数字来看，我们应该不会死在船上。"

其实生活中的每个人都应该如此，在你被忧虑摧毁以前，要先改掉忧虑的习惯。

戴尔·卡耐基也曾提及他在童年的一件趣事：

他的童年是在密苏里州的农场长大的。有一天，他在帮母亲摘草莓的时候，突然嚎啕大哭起来，母亲问他："戴尔，你怎么了，为什么要哭呢？"他抽泣着回答道："因为我怕自己被活埋。"

卡耐基说，当时自己幼小的心里已经充满了恐惧和忧虑。雷电交加的夜晚，他担心会被雷劈死；生活情况不好的时候，他担心食物不够；还有，他担心自己在死后会进地狱；他担心有一个比我大的叫山姆·怀特的男孩会真的像他说的那样会割掉他的两只大耳朵；他担心女孩子们会在我脱帽向她们致敬时取笑我；他怕在他长大成人的时候，没有一个女孩子愿意嫁给他；他还担心自己在和未来的太太在结婚之后，第一句话该说什么而担心……甚至在耕地时，他也为花几个小时的时间去思考这些问题。

然而，时间慢慢地过去了，他也在一年年地长大，他发现，那些原本他担心的问题，99%都没有发生。比如，后来他知道，原来一个人被闪电击中的概率只有三十五万分之一。

看完卡耐基的经历，可能我们也会笑话当年的自己，或许我们也曾有过类似荒唐的想法。一个人怎么会被活埋？即便是发明木乃伊以前的那个更古老的时代，一个人被活埋的概率也只有1000万分之一。

据说，人得癌症的概率有1/8，也就是说，每8个人中，可能有一个人会死于癌症，如果你非要为什么而担忧的话，那至少你该为以后可能得癌症而犯愁，而不应该为被闪电打死或者糟糕活埋这样荒谬的事担心。

事实上，前面我们说的担忧都是来自于一个孩子的。然而，在我们现实生活中的成年人，不也是一样为那些荒谬的事忧愁吗？如果我们用平均法则来定夺我们到底该不该为那些事忧虑，我们会发现其中90%的忧虑都是多余的，也就是完全可以消除的。

伦敦罗艾得保险公司是全世界最有名的保险公司，它也就是利用人们的这一心理而赚进了大量的收入。实际上，这家保险公司就是在跟一般人打赌，告知他们，他们所担心的灾祸永远不可能发生，不过，在保险专业问题上，这不被成为"赌博"，而是"保险"，从实质上来讲，这就是以平均法则为依据的一种赌博。这家大公司已经有200多年的历史了，大概除非有一天人类的本性已经发生改变，不然这家保险公司最起码还有5000年的时间可以用来赚取它想要的财富。不过他们所能保险的范围很广，比如，你的鞋子、船，这些业务员们运用估算概率向你保证那些灾祸发生的概率，并不像一般人想象的那么常见。

生活中的你，不知道可曾为这些事担心：坐火车，万一火车出事怎么办？你是一名水果批发老板，万一我批发的水果滚得到处都是怎么办？万一我的运输车正好经过一座桥，但是这座桥突然塌了怎么办？当然，这些水果都上过保险了的，可是万一没有准时把这些水果送到的话，那么，我就会失去一笔生意了，你为以上这些问题而担忧，以至于失眠，所以担忧自己是不是得了绝症……

然而，你计算过概率吗？你坐火车，火车出过事吗？应该没有吧。你送的装运水果的车，翻过几次？桥断过吗？大概也没有吧。那你又何必为此而担忧失眠，甚至有可能患上绝症呢？这不是太愚蠢了吗？

因此，别再为那些几乎不可能发生的事担忧了，因为担忧的事几乎不会发生。

🔒 解码失眠

如果你为某件事而担忧又失眠的话，那么，你不妨计算一下事情发生的概率，然后再问问自己，你所忧虑的事情，真的会发生吗？

五、你知道如何将忧虑减半吗

在谈这一话题之前，假如你是一个精明的生意人，你也许会有这样的反应："真是太荒谬了，我在这一行已经做了几十年了，如果非说有谁知道这个问题答案的话，那除了我还有谁。现在居然有人对我说他能减轻我生意上50%的烦恼，简直太可笑了！"

的确，对于生意人来说，可能他的忧虑来自于如何获取利润、与人交涉。在做生意这一点上，他最有发言权。然而，任何人的忧虑，能解除的只有其自身。

前面，我们也已经分析过，不会抗拒忧虑的人就会带来一些问题，如失眠，甚至还有一些身体上的问题。既然忧虑会带来如此严重的后果，那么你不妨带着试一试的态度学习一下别人是怎么做的。

接下来，我们要说的也是一位生意人，他不仅成功地做到了消除50%的疑虑，而且还节约了从前用来开会和解决其他生意上的问题。他就是西蒙出版社的一位高层主管——利昂·席孟金，他现在是设在纽约州纽约市洛克菲勒中心的袖珍图书公司公董事长。下面是他自己的论述：

15年来，我每天都在重复着让我感到痛苦的生活：每天，我都要把一半的时间花在开会和讨论问题上，要讨论我们是否该这样做或者那样做，还是什么都不管。一到开会时间，我们就会变得格外紧张，我们坐在椅子上坐立不安，在办公室里踱来踱去，我们各自发表自己的看法，不停地绕着整个会议室绕圈子。一到晚上，我感觉整个人都快累得虚脱了。

我原本以为，我的下半辈子就只能这样过下去了。而且我已经这样生活了15年，并不认为我能找出更好的办法。假如有人对我说，你能减去那些花在会议上时间的3/4，同样，我们3/4的忧虑也能解决掉，那么，我肯定认为他是一个睁着眼睛说瞎话的人，简直是毫无头脑的过度乐观主义者。然而，我真的做到了，我也逐渐从我拟出的计划开始努力。现在，我使用这一办法已经7年时间了，无论是从我的工作、我的健康以及我的快乐，都让我收获了很多意想不到的好处。

你是否认为我在变魔术呢？然而，事实上这就是如此的不可思议。不过如果你能掌握这件事是怎样做的，一切就简单多了。

下面就是我在这件事上所有的秘诀：

第一，我马上停止了15年以来我们开会时的程序：从前，每次一开会，我那些同事就会把问题的细节报告一遍，然后丢给我一个问题："我们该怎么办？"

第二，我在开会时候订下了一个规矩——任何人都必须遵守的规矩：任何一个把问题拿来问我的人，同时还要交上来一份书面报告，并在报告中列举四个问题，然后还要附上答案。

问题一：究竟出了什么问题？

之前，这种会议会耗费我们一两个小时，但是即便会议结束，我们依然不知道我们面临的问题究竟是什么。

问题二：为什么会出现这样的问题？

我回想过去会议上的事，我十分惊奇地发现，以前我在这种所谓的以解决问题为宗旨的会议上浪费了太久的时间，却没有清楚构成问题的基本要素是什么。

问题三：这一问题还能找到其他什么解决方法。

在以前我们开的会议中，通常是面对问题，一个人提出一种解决方法，另外一个人会与之辩论，然后对于无法认同的部分，两人会起争执，甚至发火，到最后，他们就会岔开话题，甚至与原本要商讨的问题完全沾不上边。而在会议结束后，我们的问题还是没有找到解决的办法。

问题四：你建议用哪一种方法？

从前与我一起开会的人，会花好几个小时的时间为某种情况忧心，不停地兜圈子，他们从没有想过所有可能的解决方法，然后写下来，并标明这是他的意见。

现在，让我感到高兴的是，我手底下那些员工们很少拿着问题来找我了。为什么呢？因为他们发现，只要认真写下上面的四个问题，我们就会努力寻找所有的事实，并将所有的问题认真考虑，当他们做完这些工作以后，他们发现，原先困扰他们问题的答案就自己跳出来了。而针对有些必须要跟我商量的问题，所耗费的时间也只不过是从前的1/3。因为讨论的过程完全秩序化了，最后得出的结论也十分明智。

现在，袖珍图书公司的办公室里，大家都和我一样，再也不会把时间浪费在担心和讨论什么问题，而是更注重解决问题。

使用类似方法的，还有美国最了不起的保险业的巨子弗兰克·贝特吉尔，现在的他不仅减轻了生意上的忧虑，而且收入倍增。下面是他自述的故事：

在很多年前，当我刚开始进入保险行业的时候，我对自己的工作充满了信心和热情。不过后面发生了一些事情，让我开始颓丧，我对自己失去了信心，我开始看不起自己的工作，那段时间，我甚至都想到了辞职。可是在某一天的早上，那天是周六，我静静地坐下来思考自己的问题：

1.我首先问自己：我遇到的问题是什么

我的答案是：我拜访过那么多的客户，可是我的业绩并不够好。表面上看，我似乎跟那些潜在的顾客交谈得很好，但是一到要成交的时候，情况就发生变化了。那位顾客这样敷衍我："啊，我还是再想想吧，贝特吉尔先生，你有时间再过来吧。"我天真地还去找这位顾客，浪费了不少时间，可是并没有成交，这让我更颓废了。

2.我问自己：有没有什么可能的解决办法

要知道问题的答案，我需要先了解以前的销售情况记录。然后，我拿出了过去12个月，仔细看看上面的数字。

结果，我发现了惊人的一点：在我所卖的保险里，大概有70%是第一次与客户约见时就成交的；大概有23%是在第二次见面时成交的；剩下的7%是在第三次、第四次甚至是更久才成交的。发现这一点，让我觉得十分难过，因为我浪费了太多的时间。原来在我所有工作的时间内，原来一大半的事件都浪费在了只给我带来7%收益的业务上。

3.那么，答案是什么呢

答案十分明朗了，我马上将那些需要我进行第二次访问的业务停止了，把时间空余出来寻找新的潜在客户。结果实在太惊人了：在很短的时间内，我把平均每次赚2.8美元的业绩提高到4.27美元。

弗兰克·贝特吉尔是美国最著名的人寿保险推销员，他现在每年的保险推销业绩都达100万美元。也许你从没有想到过他曾经几乎因为忧虑而放弃自己的事业。但最后他却因为懂得分析问题而逐渐步入成功。

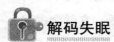

解码失眠

生活中的人们，如果你为手头忙碌的工作而失眠忧虑的话，那么，你可以寻找能将忧虑和忧虑问题减半的方法，让我们来重复一下这几个问题：

（1）问题是什么？

（2）问题的成因是什么？

（3）能解决问题额方法有哪些？

（4）你更建议用哪一种方法？

六、学会接受不可避免的事实

在漫漫人生中，你势必会遇到一些让你不快的事，它们要么是这样的形态，要么是以那样的形态出现。我们也可以有所选择，我们可以把其当成一种无法避免的事实，并且努力适应它，当然，如果你不这样做的话，你也可以让忧虑来主宰你的生活，然后你为此付出代价，比如，睡眠问题等。当然，你的生活只会被忧虑毁了，最后，连你自己也可能精神崩溃。

心理学家、哲学家威廉詹·姆斯为我们尘世中的人们提出的忠告："勇于接受那些必然发生的情况，接受发生的所有事实，这是克服随之而来的任何不幸的第一步。"

在荷兰的阿姆斯特丹市，有一座宏伟的大教堂，它建于15世纪。教堂内有一句很醒目的题词："事已至此，别无选择"。这句话在告诫世人，当厄运或不公正的待遇降临到人们头上时，如果无法改变它，就要学会接受它、适应它。

命运是个让人琢磨不定的怪物，它的性格喜怒无常。它会出人意料地给人带来惊喜，同样也会毫无来由地给人送来可怕的灾难。面对惊喜，每个人当然乐意笑纳，但面对灾难或不公平的待遇时，如果人们无法承受，它就会占据人们的心灵，让人们失去欢乐，永远生活在它的阴影里。

曾经有一对孪生兄弟，哥哥叫伊恩，弟弟叫杰森，兄弟二人帅气十足，但命运是不公的，他们遭遇了一场火灾事故，所幸消防员从废墟里扒出了他们兄弟俩，他们是那场火灾中仅幸存下来的两个人。

兄弟俩被送往当地的一家医院，虽然两人死里逃生，但大火已把他俩烧得面目全非。"多么帅的小伙子。"认识他们的人为兄弟俩惋惜。杰森整天对着医生唉声叹气，觉得自己成了这个样子，以后如何见人，如何在这个世界上生活？杰森无法接受眼前的现实，无法活下去的念头从他的思想走进了他的潜意识，他总是自暴自弃地重复着一句话："与其这样还不如死了算了。"伊恩努力地劝说杰森："这次大火只有我们得救了，这说明我们的生命尤为珍贵，我们的生活最有意义。"

兄弟俩出院后，杰森还是无法面对现实，他开始吃不下，睡不着，然后他偷偷服了50片安眠药，离开了人世。伊恩却艰难地生存了下来，无论遇到多大的冷嘲热讽，他都咬紧牙关挺了过来，他一次次地暗示自己："我生命的价值比谁都高贵。"后来，他当了一名货车司机。

一天，伊恩仍像往常一样送一车棉絮去加利福尼亚州。天空下着雨，路很滑，他把车开得很慢。此时，他发现不远处的一座桥上站着一个人。伊恩紧急刹车，汽车滑进了路边的一条小水沟里。他还没有靠近那个年轻人的时候，年轻人已经跳进了河里。年轻人被他救起后还连续跳了三次，最后一次他自己差点被大水吞没。

后来伊恩才知道，他救的是位亿万富翁。亿万富翁感激他给了他第二次生命，并和伊恩一起干起了事业。伊恩从一个积蓄不足10万元的司机，凭着自己的诚信经营，发展成了一个拥有3.2亿元资产的运输公司的董事长。几年后医术发达了，伊恩用挣来的钱整好了自己的面容。

一对孪生兄弟，为什么命运如此不同？因为他们的心态不同，面对毁容，弟弟杰森无法接受，选择自杀结束了自己的生命，而伊恩却始终告诫自己，自己的生命价值比谁都高贵，他努力地活了下来，后来，他用同样的信念救了另外一个轻生的名人，从而改变了自己的命运。

很多时候，其实我们都忽略了自身承受灾难和悲剧的能力，也许你认为自己做不到，但实际上，在你的内心，你的力量坚强得惊人，只要我们挖掘出来，我们就能克服一切困难。

假如我们遇到一些不可改变的事实就后退、退缩、沉浸其中，或者是加以反抗，那么我们也无法改变事实，但是你可能没有想到的一点是，这种情况下我们应该改变自己。

的确，尘世之间，变数太多。事情一旦发生，就绝非一个人的心境所能改变。伤神无济于事，郁闷无济于事，一门心思朝着目标走，才是最好的选择。相反，如果跌倒了就不敢爬起来，就不敢继续向前走，或者就决定放弃，那么你将永远止步不前。

诗人惠特曼说："面对黑暗、风暴、饥饿、意外的挫折，我们应该像树木一样顺其自然。"接受现实，是人们走向乐观的第一步。在诸事不顺的环境中，发现现实存在的合理性、点滴变通的可能性，才能坚定信念，迎接成功的到来。

放下悲伤，接受现实，才能重新起航。朋友，别以为胜利的光芒离你很遥远，当你揭开悲伤的黑幕，你会发现一轮火红的太阳正冲着你微笑。请用一秒

钟忘记烦恼，用一分钟想想阳光，用一小时大声歌唱，然后，用微笑去谱写人生最美的乐章。

 ## 解码失眠

无论是谁，他们的精力都是一定的，他不可能既反抗那些已经无法抗拒的事实，又能利用这些情感和精力去创造更好的生活，你能做的只是选择其一，面对生活中的暴风雨，你可以弯下自己的腰，选择顺从，保护自己，你也可以继续顽强地反抗它，不过你会被摧折。如果你为此忧虑失眠，你首先要做到：学会接受那些无法改变的事实。

我们都知道，睡眠对于人体健康的意义早已毋庸置疑，我们每个人都要对睡眠引起足够的重视，从某种程度上来说，睡眠的重要性甚至超过了穿衣吃饭，而心理学家指出，很多睡眠问题都和人自身的心理因素造成的，当然，造成睡眠障碍的原因有很多，但无论如何，运用催眠法，都能让人的身心获得放松，进而提高睡眠质量。

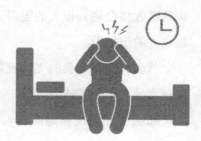

一、催眠能改善睡眠质量

前面我们已经了解到睡眠对于人的重要性，在很大程度上，睡眠质量决定了一个人的健康和幸福程度。虽然绝大多数人每天都要睡眠，但是人们对睡眠了解得却很少。

大多人都认为睡眠是被动的过程，其实，睡眠是我们大脑的主动行为，与人的大脑有着紧密的联系。不过，迄今为止，科学家们仍然在研究和探讨睡眠是怎样发生的问题。既然睡眠的如此重要，也一定具有很大的功效，的确，睡眠的最基本的功能就是消除疲劳，恢复体力。

近来，科学家们通过研究发现："健康的体魄来自睡眠，高品质的睡眠是提高免疫力的关键，是抵抗疾病的第一道防线。"除此之外，一个人的记忆力、分析力、判断力、反应敏捷度、综合思维能力也与睡眠的质量密切相关，其中特别是对记忆力的影响最大，尤其对于处在生长发育期的儿童和青少年而言，睡眠质量在很大程度上影响了智商的高低、成绩的好坏。科学实验证实，倘若缺乏充足的睡眠，人的记忆力就会减弱，大脑的记忆系统对新技能、新知识的吸收将会遇到很大的阻碍。反之，倘若拥有充足安稳的睡眠，就能够迅速提高人的记忆力。

然而，随着社会的飞速发展，生活和工作的节奏越来越快，从而也导致越来越多的人产生了睡眠障碍。

那么，如何改善睡眠呢？心理专家认为，催眠能使人放松心情、减轻压力，能改善睡眠质量，帮助人们减少失眠的困扰。我们先来看下面的案例：

琳琳结婚三年了，有一个女儿，已经一岁多了。最近，她总是睡不好，要么失眠，要么是半夜经常醒来，白天心情烦躁。在朋友的劝导下，她来寻求心理医生的帮忙。

在被催眠时，琳琳居然喊出了前男友的名字，她还做了梦，梦里，她看见初恋男友和妻子一起出现在她的面前。

醒来之后，琳琳告诉了医生梦的内容。并且，关于她和前男友之间的事，她都告诉心理医生了。

当时，琳琳和初恋男友分手完全出于无奈，正是因为父母的反对，他们才分手的。为此，很长一段时间，琳琳都很痛苦。后来，在朋友的介绍下，她认识了现在的老公，虽然感情没有那么深，也没有那种怦然心动的感觉，但是因为双方的条件都比较合适，所以琳琳很快就和老公结婚了。结婚以后，他们的日子一直过得很平静，按部就班地生了孩子，过着平淡如水的日子。有的时候，琳琳觉得生活太平静了，和老公之前没有任何激情，但是，每当琳琳在朋友面前说起这件事情，好朋友就会劝她，说她有一个能挣钱的老公，有一个可爱的女儿，有一个人人羡慕的家，还告诉琳琳生活原本就是平淡的，所以琳琳就这样继续日复一日地和老公重复着平静的生活。

但是，近来琳琳听到前男友的一些消息，心里还是很难过，晚上便睡不好。

医生告诉她，在琳琳的潜意识中，一直觉得老公缺乏情趣，虽然生活各个方面的物质条件都非常好，但是，她在精神方面却很空虚。而且，在有了孩子以后，她更加没有时间关注自己的精神生活，在精神上感觉自己越来越贫瘠。所以，她才会为前男友的事失眠、睡不好，而梦到前男友更证明了这一点，在梦中满足自己的精神饥渴，这和人在睡眠中渴了的时候梦见喝水是一样的道理。

心理医生建议琳琳：每个人的脾气秉性不同，所以，男人不懂情趣是正常的。作为女人，完全可以主动调剂生活，带着老公一起把生活变得有滋有味，

渐渐地老公就会在潜移默化之中变得充满情趣。听了心理医生的建议，琳琳几个月以来的心结解开了，果然，在她的安排和调剂之下，她和老公的生活变得越来越富有情趣。

这则案例中，琳琳在产生睡眠问题以后，经过心理医生的催眠之后，才找到了自己心理失调的症结，并找到了解决问题的方法。

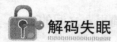 **解码失眠**

在催眠状态下，人的潜意识是一览无余的，因此，被催眠之后，我们不但能放松自我，还可能找到心理问题产生的根源，所以能帮我们改善睡眠甚至是解决失眠问题。

二、自我催眠法能调整心理状态

在现代社会，竞争日趋激烈，每一个现代人都在保持积极进取的状态，随时准备着抓住时机努力超越别人，也每时每刻都在恐惧着被别人超越，久而久之，人们难免会觉得身心疲惫。其实，此时你不妨停下来歇歇吧，深深地松一口气，毅然决然地放下，闭目养神，平心静气，修心养性，释放心情，调整心态，摆脱烦恼。其实，这样的过程就是催眠，催眠是有效的改善心理状态、清除内心压力，进而让我们重新出发。

"其实人活的就是一种心态，心态调整好了，蹬着三轮车也可以哼小调；心态调整不好，开着宝马一样发牢骚。"这是手机上的一条短信，它生动形象地说明了人心态的重要。心态就是人们对待事物的一种态度，一个心态健康的人才能真正活得健康、自在。因此，尘世中的人们都应该学会治愈自己的心，这是让自己的心饱满莹润的秘密。

考研的成绩下来了，牛牛只差了一分，而被清华大学拒之门外。当他得知这个消息的时候，心痛的说不出话来。这一年，他付出了太多的艰辛，最终却以这样的结局收场。他有些接受不了这个事实，接连几天，他的心情糟透了，开始吃不下也睡不着，他满脑子都是高考落榜这件事。

　　一个偶然的机会，牛牛接触了一个做心理咨询的朋友，知道了催眠静心的方法。想到自己的情绪越来越暴躁了，听说催眠可以改善情绪之后，牛牛真心诚意地请教朋友。

　　正好，牛牛一家租住的房子旁边有一个国家森林公园，学习了自我催眠的方法以后，牛牛经常早起去公园中静坐一会儿。在森林公园里，远离了闹市的喧嚣，空气特别清新，尤其是早晨，花花草草都羞涩地探出了小脑袋，小鸟的叫声都显得尤其清脆。牛牛喜欢坐在对着湖水的草地上静坐，依偎着大树，还能听到池塘中小鱼儿吐泡泡的声音，心中很安静，很踏实，那种感觉堪比住着依山傍水的别墅。如此坚持了一段时间以后，牛牛的心境变得越来越平和，他又找回了考试之前的信心，他坚信，在其他学校读研，只要努力学习，一样能学到真知识。

　　从这个故事中，我们也不难发现，让自己安静下来，学会自我催眠，是改善心理状态、提升自己的最好方法，它还能让我们看清自己，让我们放下昨天的压力，重新面对明天。

　　我们在面对生活、工作中的压力、不顺等，若我们心存消极态度，那么，你将被局面控制，而积极主动，则能反过来控制局面。如果你希望能够通过自己的努力使自己的能量一点点变得强大，同时让自己变得更完美，就必须选择积极主动的态度，那么，逆境这多"浮云"自然会被你驱赶出心灵的天空。

　　很多事实证明，自我催眠方法能都带来体内的变化，尤其是肾上腺素的反应。在人的身体中，肾上腺素起到最大的作用是调节身体内部机能，比如，人的心跳、血压、呼吸和内分泌等。近些年来，人们已经逐渐意识到通过集中精神和呼吸控制肾上腺素中的一个要素——介质能够影响身体的其他功能。这样一来，一旦人们放慢了呼吸的频率，其他的部分，比如心跳和血压也会随之而

发生变化。

实际上，练习自我催眠的第一步就是气息。只要掌握了方法，即使是在家里，在任何安静的环境中，随时随地都可以做自我催眠。只要坚持下去，就能够收到良好的效果。需要注意的是，在练习的时候，一定要全神贯注，集中自己所有的精力和意志力与一呼一吸之间，这样才能收到事半功倍的效果。

解码失眠

经常做自我催眠有助于保持开朗的性格和积极乐观的态度，如果我们能偶尔停下自己的脚步，找一个静谧的场所，为自己的心灵清洗垃圾，那么，我们的心情就会好起来，我们的性格也会逐渐变得开朗起来，我们也能重拾信心，用轻快的脚步迎接明天！

三、积极的催眠或暗示助你挣脱低落情绪

我们都知道，人不可能永远处在心想事成之中，生活中既然有挫折、有烦恼，就会有消极的心态和情绪。一个心理成熟的人，不是没有消极情绪的人，而是善于调节和控制自己情绪的人。心理专家指出，自我催眠或暗示的方法能帮助人们改变自我意识，帮助人们摆脱负面的、消极的情绪，可以给人精神动力。

因此，在生活中，许多人一陷入困境，就变得消极、悲观，甚至一蹶不振，其实，并不是困难打败了我们，而是我们自己打败了自己。其实，我们要暗示自己，困境是另一种希望的开始，它往往预示着明天的好运气。因此，你只要放松自己，告诉自己希望是无所不在的，再大的困难也会变得渺小。这样，你也就能挣脱低落情绪了。

美国亿万富翁、工业家卡耐基说过："一个对自己的内心有完全支配能力的人，对他自己有权获得的任何其他东西也会有支配能力。"当我们开始运用积极的心态并把自己看成成功者时，我们就开始成功了。

可能很多人会产生疑问，如何才能具备积极的心态呢？其实，自我暗示和催眠的方法能使你从困难和逆境造成的不良情绪中振作起来。当坏心情降临时，你可以用某些哲理或某些名言安慰自己，鼓励自己同痛苦、逆境作斗争。自娱自乐，会使你的情绪好转。

比如，当你遇到了困难，正想放弃时，你可以告诉自己："我是最棒的，我一定能重新站起来。""别发火，发火会伤身体。"

另外，语言也是激励自己最好的工具，语言是影响情绪的强有力工具。如你悲伤时，朗诵滑稽的语句，可以消除悲伤。

对此，我们一定要摒除那些消极的习惯用语。

这些消极的习惯用语一般有：

"我好无助！"

"我该怎么办？"

"我真累坏了。"

……

相反，我们可以这样说来激励自己：

"忙了一天，现在心情真轻松。"

"上帝，考验我吧！"

"我要先把自己家里弄好。"

"我就不信我战胜不了你！"

当然，另外，一些积极的信息也能对你起到暗示作用。

每天早上，当你起床后，就要接触那些积极的信息，如果可能的话，和一位积极心态者共进早餐或午餐。不要去看早上的电视新闻。你只要浏览一下当天报纸上的几条重要新闻即可，这几条新闻足以让你了解当今世界的重大新闻。你可以多关心一些与你的工作和生活有关的当地新闻，而对于那些惨案类

的新闻，你要管住自己的眼睛，不要在早上就去阅读它们。在开车或者坐车去上班的途中，你最好也可以听一些愉快的音乐……而晚上，你不要花大量时间去玩网络游戏、看电视等，你应该多陪陪你的爱人和孩子，向他们讲讲当天的趣事。

当你情绪低落时，你可以放下手中的工作和烦琐的生活，去你所在城市的医院、养老院、孤儿院看看，这样，你会发现，比你不幸的人太多了。如果情绪仍不能平静，就积极地去和这些人接触；和孩子们一起散步或做游戏，把自己的情绪，转移到帮助别人身上，并重建自己的信心。通常只要改变环境，就能改变自己的心态和感情。

可见，一个乐观者，并不是因为他们没有消极情绪，他们常常也会心情低落，但他们善于调适自己的心情。只要是抱着乐观主义，必定是个实事求是的现实主义者。而这两种心态，是解决问题的孪生子。

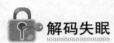

解码失眠

无论我们遇到什么事，我们不要让消极心态有机可乘，要拒绝受控。一旦看到被消极心态袭击时，得马上自我保护，提醒自己它只不过是借软弱打倒理性的纯粹思维惯性而已，你便能歼灭那些消极心态了。

四、觉醒性催眠与睡眠性催眠

在很多人的观念里面，催眠是神奇的，是一项无法触摸的神秘活动，事实情况当然不是如此，催眠其实是直接与潜意识沟通的艺术，是一门研究如何帮助人进入改变意识状态然后进行内在运作的学问。所以，催眠是为了引导人们进入某种心理状态而已。一旦人们进入到催眠状态，对于周围人的暗示就会表现出很强的灵敏性，如果被催眠者一直处在这种高度接受他人暗示的状态，那么，随后他会在自己的知觉、记忆和控制中做出相应的反应。

从形态上来划分，我们可以将催眠划分为两种，一种是母式催眠，一种是父式催眠。所谓的母式催眠，指的是催眠师在对被催眠者进行引导的时候，使用的是温情的语言，是一种柔情策略；而父式催眠指的是催眠师使用的是如同严父教育孩子式的方法，这会让被催眠者产生无法抗拒，只有接受和执行。

当然，不管是那种形态的催眠方式，最终的目的都是为了带领被催眠者进入催眠状态，这也需要催眠师了解被催眠者，了解其个体差异，从而根据具体情况来选择催眠方式。

催眠如果按照被催眠者的意识状态来划分的话，则可以划分为觉醒性催眠和睡眠性催眠。顾名思义，前者指的是催眠师对被催眠者进行引导的状态是被催眠者依然处于清醒的状态下，而后者则指的是被催眠者处于睡眠的状态下进行的催眠活动。

觉醒性催眠认为，在这种催眠方式下，被催眠者的意识还是清醒的，也不会感到身体疲倦想睡觉，也不会如睡眠状态一样出现明显的特征，但是在这种方式下，被催眠者依然会出现一些典型的催眠状态暗示下的特征，比如，痉挛、失去触觉或者随意书写等。

关于这一点，首先进行理论性验证的是著名的心理学博士韦尔斯，他坚持这一观点：人在觉醒的情况下，也是能被催眠师引导而进入催眠状态下的，他还总结出，觉醒性催眠具有其他催眠方式所不具备的几大优点：

（1）觉醒性催眠比较简单，和其他催眠不同的是，没有那么神秘，所以，催眠师在进行暗示前也就省去了很多烦琐的工作。

（2）某些较为简单的心理疾病能通过觉醒性催眠进行治疗，并且，在与被催眠者进行互动的过程中，这一催眠方式通常效果更好。

（3）受用群体广，无聊是老人还是小孩，只要能够一一应对，就能成功。

（4）觉醒性催眠不但适用于单个人，也适用于群体催眠。

（5）操作方法简单，并且极其容易掌握，能在较短的时间内引导被催眠者进入催眠状态，并且，只要方法适当，也更易转换至睡眠性催眠状态。

接下来，我们再来谈谈睡眠型催眠。

一些经验丰富的催眠师发现在普通的催眠方法对被催眠者无效的是时候，他们会采用这一催眠方法，等到被催眠者入睡后进行催眠，通常这种方法是不会失败的。这是因为，人一旦进入睡眠状态，人的意识是不会有任何抵抗的。

从睡眠性催眠的含义我们也能看出，睡眠性催眠就是将普通的催眠方法转化成睡眠性催眠的方法，这一过程比觉醒性催眠需要更多的时间、精力和耐心，但却也是催眠方法中最易学会的一种。

这一方法的具体操作方法大概是：在催眠之前，催眠师是不会告诉被催眠对象接下来的事，而是先在静卧的被催眠对象旁边静坐几分钟，然后用温暖的手心贴近他的前额部分，但并不会触摸到对方的皮肤和身体，此时，你可以仔细看看，对方是否有眨眼、嘴角蠕动或者翻身等现象。

如果对方出现了以上这些身体上的反应，那么表明一点，你手心的温度已经在对方的身体内产生了反应。如果没有的话，接下来，你可以耐心一点，再用你的手在对方额前移动，知道其发生反应和变化。

在你的手逐渐移动的过程中，你还需要进行一些言语暗示，较为普遍的语言是："安心睡吧，就这样睡吧，你不会醒来的，我说的话你都能听见，但是你还睡吧，就这样睡，你会睡得越来越香的……继续睡吧。"再过几秒时间，你可以继续你的暗示："现在，你能够清楚我说的每一句话吗？不过你还是继续睡吧，安心地睡，并且，你会睡得越来越熟的，那么，现在，你能听见我在说话吗，如果你能听见，你只需要跟我点点头就好了。"

在你说了这样一番话之后，如果对方还是没有反应，那么，你继续重复你的话；而如果你有了反应，那么，说明对方已经进入催眠状态了，接下来，你可以进行更深层次的催眠了。

具体的暗示方法是："现在，你可以回答我的一些问题了，不过你还是继续睡吧，你叫什么名字……睡吧，你叫什么名字……"如果对方回答了你的问题，并且没有清醒的话，说明你们之间已经建立了感应联系，现在，被催眠者已经能接受你的指令，即便你让他从床上立即坐起来，也完全可以。

再接下来，你可以继续暗示："好，你现在睡得很好，此时，我们能够无忧无虑地交谈了，你可以毫无顾虑地说出你心底的话。"

然后，催眠师可以根据具体情况，然后挖掘出被催眠者的心理问题的根源，然后为其分析、解释和支招，从而达到你的治疗效果。

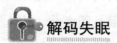

解码失眠

觉醒性催眠和睡眠性催眠虽然是两种不同的催眠方法，但只要能达到好的治疗效果，我们就可以拿来运用。

五、梅斯默与磁性睡眠疗法

提到磁性，相信我们很容易就联想到一些物理学常识，正因为将磁性运用到生活中，我们的生活获得了不少便捷。同样，其实我们的人体也是需要磁性的，就如我们的身体需要水和空气一样，这是科学家们经过研究一直得出的结论。

我们每个人都知道，我们人类离开了水和空气是无法生存的。而研究表明，磁场的变化也会对人的身体产生很大的影响，一旦人体磁场出现混乱，那么，就会导致人的身体发育缓慢，甚至导致机体退化，严重的还会导致神经错乱、细胞早衰等。

在日常生活中，不少人都有一些睡眠困扰，也有一些人失眠。科学研究表明，这可能与人体磁场有一定的关系，因此，科学家们总结出了磁性睡眠催人体的好处，有以下几点。

1.调理血管微循环

在磁场的作用下，一些微血管会产生双向调节的作用，比如，原本扩张或过度收缩的血管都可以被调节，这一点，也被运用到了临床中，从而来治疗那些有血压问题的病人。

2.镇痛

有某种程度的病例学知识的人会知道一点，人之所以会感到疼痛，是因为细胞受损后会释放出一些引起疼痛的物质，而这种物质一旦达到某种浓度就会传到人的大脑，而让人感受到疼痛。这些物质的主要成分一般是钾离子、组织胺激肽类，然而，在磁场的调节作用下，人体会释放出一些环节疼痛的酶。当然，这需要一个过程。而磁性疗法在人们沉睡时，就会直接在人的神经上产生作用，以此减少对人神经的刺激，达到镇痛的效果。

3.改善肠胃功能

医学研究表明，磁场能增强或者减弱肠道蠕动，这也是一个双向的过程，从而达到治疗便秘和腹泻的目的。

4.消炎、消肿

专业医生指出，磁场能调节人体的血液循环，加速白细胞在体内的运动，而白细胞一旦运动，血管就不会堵塞，从而让身体部位的肿胀消除。

其实，磁场并不只是单单地作用人的身体中的，在自然界，科学家们也发现了这一点，这一现象发生在一种叫大马哈鱼的动物身上的。

在大马哈鱼出生后，随着它们逐渐成长，它们会慢慢地游，远离自己原来的地方。然而，一旦它们开始产卵，即便再远，它们还是会游回自己的出生地，这是为什么呢？它们又是怎样找到自己回家的路线的呢？

后来，科学家长期追踪了这种大马哈鱼，他们发现一点，这些鱼有自己的记忆方法——磁场，从科学理论这一专业角度来说，科学家们为这一现象命名为动物磁性理论，这一理论在科学界一直被赋予了神秘的色彩。实际上，动物磁性理论是神经系统中最基本的属性，首先发现这一点的，是梅斯默。

梅斯默早年修习神学，1759年，赴维也纳学习法学，后转学医。1776年，获博士学位后在维也纳开业。1774年，英国天文学家M.海尔访问维也纳，用磁铁治疗胃痉挛而获效，他认为此系磁力作用所致。1766年，出版第一部著作：《论磁石疗法》。同年，去慕尼黑，适有瑞士牧师J.J.格加斯纳用类似的方法治病，仅用手在病人身上抚摸，甚至不接触病人身体。他认为这是施术者体内发出一种"动物磁力"作用于人体之故。回维也纳后大力推行此术。1778年，通函科学院，鼓吹动物磁力说，遭到科学界的拒绝。1778年，移居巴黎，继续推行此术，仍不见容于法国科学界，法国王后玛丽—安托瓦内特以及病人和信徒们却予支持，并捐款在巴黎成立磁力学会。他在巴黎推行"盆槽"疗法：病人有暗室内环坐盆槽周围，盆内盛化学物品或铁屑等物，他身穿紫袍，手执魔棒，以手触摸病人。受术者出现种种感应现象，他说是动物磁力作用的结果。1784年，法王路易十六任命的包括富兰克林、拉瓦锡等9人委员会调查此术，未能证明有任何磁力流存在。科学界人士群起反对，斥之为骗子。但他病室内病人有增无已。不久，法国大革命起，他逃离巴黎，混迹于伦敦、维也纳等地。1803年移居瑞士开业。

动物磁力的存在未能证实，但临床学家却发现梅斯默术对某些病人具有镇痛效果，且对某些疾病具有治疗作用。1843年，曼彻斯特的J.布雷德首创"催眠术"一词，认为暗示是引起催眠的要素。近世已将梅斯默术与催眠术作为同义词。梅斯默著有《星象的影响》《动物磁性的发现史》（1779）、《梅斯默术》（1814）等。

解码失眠

尽管梅斯默的磁性理论暂时未被公认，但无可否认的是，他在催眠领域里所做出的贡献是不可磨灭的。

六、普依赛格对梅斯默疗法的新发现

前面，我们已经提及，虽然梅斯默最先提出了动物磁性疗法，但并没有被学术界广泛认可。不过，在他死后，这一学说依然被很多追随者信奉，即便被世俗所反对，他们并没有在乎，而是从未停止过研究和探索，最终这一学说得到了延续和发展，并且取得了新的突破。

在这些追随者中，有一个叫普伊赛格的人，他并不是专业的催眠界人士，曾经他是一名军人，后来他开始对心理学尤其是催眠产生了兴趣，刚开始，他师从于麦斯麦尔，后来，他又成为梅斯默的追随者，他在梅斯默的动物磁性学说的基础上有所突破，提出了"人工梦游"，正因为如此，奠定了他在催眠学界的地位。

对于人工梦游的现象，是普伊赛格在1784年发现的，这完全是一个偶然的机遇。

一天，一位心理失调的牧羊人前来找他，这个人名叫维多克·瑞斯，维多克前来求助的目的是希望普伊赛格能治好他心理的问题。于是，普伊赛格抱着试试看的态度，准备在这个可怜的牧羊人身上试试梅斯默疗法的效果。可是，让他们两人都感到意外的是，在普伊赛格治疗的过程中，这位牧羊人顺其自然地就睡着了。

此时，普伊赛格初尝梅斯默疗法的神奇后，再有意地对牧羊人下了指令，让其站起来，出乎意料的是，牧羊人还真的站了起来，"简直太不可思议了。"普伊赛格惊叹道。接下来，普伊赛格让牧羊人维多克往前走几步，结果维多克还真的站起来往前走了几步，尽管是闭眼的，但他在催眠状态下的姿态与平时毫无差别。再接下来，普伊赛格与处于睡眠状态下的牧羊人聊了起来。期间，普伊赛格还故意为了一些看起来很难回答的问题，但没想到维克多都一五一十地回答了，对于这样的结果，普伊赛格感到十分吃惊，却又很高兴，因为就连他自己做梦也没有想到会有这样一些发现。因为他原本以为，无论怎样，在催眠的过程中，维克多势必会经历一些身体上的痉挛或危象等，这是他在学习梅斯默疗法过程中得到的结论。

后来，他又将这一方法运用到了其他前来求助者的身上，普伊赛格得出结论，梅斯默术能让人们感觉得到在清醒的睡眠之中。随后，他又发现，当人们处于这一状态的时候，催眠师对他们下达什么指令，他们也可以完全执行，但一旦对方觉醒之后，是完全不会知道自己刚才经历了什么的。不过，这时候的普伊赛格的研究依然局限在梅斯默的动物磁力学说之中，不过他这一发现确实是意义重大的。后来，不少在这一领域的学者和追随者们都以此为研究内容。然后，普伊赛格将这一现象称为"人工梦游"，后来，催眠学家将这一催眠学说称为"磁性睡眠。"

其实，"人工梦游"这一概念与现代催眠学说中所说的"催眠状态"的概念是没有多少差异的，普伊赛格认为，在处于人工梦游的状态下，对方依然能说话、走路，接受催眠师的指令。

后来，普伊赛格和他的学生们继续以人工梦游为研究对象进行分析，后来，他总结出一套通过人工梦游治疗人们疾病的方法。

在普伊赛格的引导下，对方进入梦游状态，然后对方会在普伊赛格的暗示下说出自己心理疾病的某种特点，并且还会阐述清楚自己疾病产生的原因、所出现的症状以及曾经接受的一些治疗经历，然后普伊赛格再根据具体情况给予暗示，以此来治疗对方。不过，经证明，这样的方法在19世纪是比其他方法难度更大的。

普伊赛格在发现这一现象后，很快就认为这一现象出现的原因是基于梅斯默磁性学说之上的。接下来，有进行了几次试验之后，他提出了两个重要的概念——信仰和意念。他指出，任何一个人，只要同时具备这两项素质，那么，就能获得心理治疗的成功。

正是因为这一观点的提出，使普伊赛格自己逐渐摆脱了梅斯默使用的铁棒等道具。经过试验，他又发现，在人处于尚未被催眠恍惚的状态下，催眠师能与对方进行交流，并且还能将治疗也运用到暗示中，这应该就是催眠疗法

的起源。

作为我们读者自身，其实也能从普伊赛格的治疗方法中看到催眠疗法的前身，他在这一问题上的研究和发现是对梅斯默的学术理论的发展。在这之前，梅斯默术的观点是，催眠师自身有种磁流，可以控制和影响患者的意识，但是，在普伊赛格的理论提出来以后，人们对催眠的认识开始有了进一步的提升，开始认为催眠师是在通过自己的意念来控制和影响患者的意识，这就是普伊赛格说的意念力量学说。这一学说的主要观点是：催眠师的大脑能释放出一种能发挥治疗作用的物质流，这一物质流通过催眠师的大脑和神经，然后慢慢传递到患者的神经上，并且，这些催眠师深信一点，他们能让自己的意念来影响患者。

磁力学说传播开以后，认同普伊赛格突出的意念和力量这一点的人也越来越多。随后，西班牙阿毕·法利亚对这一治疗技术进行传播，当然，法利亚在普伊赛格的理论的基础上，又提出了足以影响催眠师的重大观点：

第一，刚开始，催眠师可以让患者盯着某个物体，这个物体必须是固定的，不动的，这一诱导法后来被广泛应用。

第二，法利亚认为恍惚状态之所以重要，是因为心灵对于暗示的接受能力比较强。而这一学说，在现代催眠学说中的地位一直未曾更改。

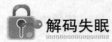 **解码失眠**

尽管普伊赛格并不是人尽皆知，但我们必须要承认的是，普伊赛格在现代催眠术的发展史上的巨大贡献是无法比拟的。

七、自我催眠程序如何进行

催眠对于人们的重要意义早已毋庸置疑，然而，现代社会，好好睡一觉已经被不少人认为是一种奢侈，这些人都存在或轻或重的睡眠问题，并且，目前有近40％的人都被失眠困扰，其中有一半已影响到日常的工作与生活。

人们总是以为，失眠是精神上或心理上的问题，主要是因为内心紧张、无法放松而造成的"脑神经衰弱"。但事实上，心理医生称，对于大部分有失眠痛苦的病人来说，他们在精神或者心理上完全没问题，并不是所有的失眠问题都应归咎到脑神经衰弱上。并且，专家提醒我们，倘若失眠超过一年，没有经过适当的治疗，则容易产生精神方面的疾病，如忧郁症或焦虑症等。

催眠在改善睡眠中的作用也逐渐被人们认可。作为一种独特的心理治疗技术，它的确能帮助人们改善睡眠，对于一些因心理疾病而造成的睡眠障碍，催眠也能手到病除。可惜，由于一些江湖术士的滥用，催眠术曾屡遭非议。此时，如果我们能学习一些自我催眠的方法，或许我们能自行调节、改善睡眠。

同时，令我们感到庆幸的是，随着心理学研究的不断深化，近年来，我国许多心理咨询部门都在运用催眠术帮助人们解除痛苦，越来越多的人开始用科学的眼光来看待催眠术的神奇功效了。

哈罗德·芬克博士曾著有《消除神经紧张》一书，在这本书中，他提出了一种治疗失眠症的方法——和你自己的身体交谈。芬克博士认为，自我催眠的关键在于语言，失眠也在于语言，是因为我们一直在心里"说"，"说"得让自己真的得了失眠症。要解决这一问题，就是要你改变这种状态，方法一点也不难，你可以与你身上的肌肉谈话："放松、放松，放松所有的紧张。"一旦你身上的肌肉紧张的话，你的神经怎么可能放松得了？对此，芬克博士推荐大家使用一种自我放松的方法——你可以先在枕头下面放一个枕头，你可以先减轻双脚的紧张，然后再用几个小枕头垫在手臂下面，然后让自己的眼睛、下颚、手臂和两腿都放松下来，这样，你会发现，当你还不知道发生了什么时，

你已经闭上眼睡着了。

催眠能帮助我们放松自我、改善睡眠，但催眠不是睡眠，而是催眠师运用心理学手段在被催眠者的头脑中唤起的一种特殊意境，在这一意境的影响下，人的生理也能在心理的控制下达到最高的水平。

因此，催眠既可以由催眠师来做，也可以自己为自己做，也就是所说的自我催眠。那么，我们该怎样做到自我催眠呢？如果能请一位催眠师为你做几次催眠，然后练习自我催眠就易如反掌了。即便没有这个条件，只要按程序练习一段时间，也是很快就能学会的。

下面向你介绍一个以改善睡眠为目的的自我催眠程序：

（1）将你身上的某些束缚的东西先去掉或松开，如发卡、领扣、腰带、护膝、护裸、鞋带等。

（2）找到自己认为最束缚的姿势躺下或者坐好（以不妨碍呼吸和各部位肌肉放松为前提）。

（3）轻轻闭上你的眼睛，然后很自然地做几次深呼吸，在这一过程中，你还要用心体验胸部和心脏的轻松、舒适。每次深呼吸后要体验一会儿，感到轻松、舒适后再做下一次。

（4）按照顺序放松你身体的各个部位。你可以按照以下顺序放松：两脚、双腿、臀部、胸部、双手、双臂、双肩、颈部、头部和面部肌肉。

要放松某个部位时，你可以先把注意力放到该部位，然后在心里默默地念该部位肌肉"放松、再放松，"，接下来就是用心体会什么是放松的感觉了，按照顺序放松，完成了该部位肌肉的放松，你可以接着放松下一部位的肌肉。

（5）输入催眠和醒复指令。"现在全身的肌肉已经十分放松了，很舒适，身体在一点点往下沉，下沉……"（此处，我们要体验的是这种全身肌肉放松的感觉，所以不想睁开眼）

"我的眼睛越闭越舒适，不想睁开，不想睁开……"（体验眼部睛舒适和不想睁开的感觉）

"我就要睡着了，就要睡着了，会睡得很踏实、很解乏，（具体时间自己拟定）准时醒来，醒来后身体轻松、头脑清晰、心情愉快……"

"从一数到五，我飘然进入催眠状态，现在我愉快醒来，一、二、三、四、五……"

其实，除了改善睡眠质量外，自我催眠术还可用来克服自卑感、增强记忆力和治疗心身疾病等。这并不是因为自我催眠术有什么神秘，而是因为它唤醒了你被压抑的心理对生理的控制力。

当然，尽管催眠对睡眠有着无可替代的作用，但约10%的受术者不能进入催眠状态，重症精神病和重症心血管疾病等患者不宜接受催眠术。

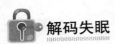

解码失眠

所谓自我催眠，指的是人们通过自我暗示的方法自行导入的一种类似催眠的特殊意境。一旦达到这种意境，你向自己的大脑中传输的指令就会转化成清晰的图像和真是的感受，如果你深谙这种方法，那么，很快你就能让自己放松下来，从而改善自己的睡眠状况。

第十二章

身体要有节奏地运转，养成好的睡眠习惯

在我们的生活中，因为工作或生活等原因造成心理压力的人不少，面对生活和工作，我们不得不四处奔波，长时间下来，他们疲惫不堪、精神紧张，甚至失眠、焦虑等，却不知如何调节。据统计，有50%的人一周中至少有一天会感到疲惫。事实上，我们的身体并不是机器，需要有节奏地运转，而这都需要我们首先养成好的睡眠习惯。按照本章中我们介绍的几种生活、休息方式来调节你的状态，相信你会轻松不少。

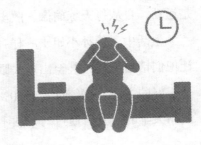

一、坚持运动，倒头就睡

人们常说"生命在于运动"，运动是保持身体健康的重要因素。早在2400年以前，医学之父希波克拉底就讲过："阳光、空气、水、和运动，这是生命和健康的源泉。"生命和健康，离不开阳光、空气、水分和运动。长期坚持适量的运动，可以使人青春永驻、精神焕发。

现实生活的每个人，每天都要面对工作、生活、学习等方面的压力，不良情绪常常不期而至，为此常常导致失眠。而对于如何治疗失眠的问题，不少人选择求助于专业的心理人士，诚然，这是一种方法，而一直被我们忽略的是，运动是排解压力的一种行之有效的好方法。

孙小姐是一位医生，自年初医院对医生实行末位淘汰制以来，心理压力很大，经常感到头昏脑涨、四肢乏力、心浮气躁，经常失眠，脾气也越来越不好。半年以后，她人瘦了不少，气色也不再红润，有人说她得了抑郁症。近几个月，同事们普遍反映：以前那个心浮气躁、总感不适的她摇身变成了稳重大度、耐心敬业的人。是什么让她放下压力、乐观地去工作与生活？孙女士说，是运动，自从每天练瑜伽、散步，她感到浑身有使不完的劲。

生活中，像孙小姐士一样存在心理问题的人并不少见。生活中的种种问题让他们情绪不佳，甚至出现失眠症状，但却不知如何宣泄。其实，运动就是一个很好的方法。据统计，有50%的人一周中至少有一天会感到疲惫。美国乔治亚州大学的研究者通过对70项不同研究分析得出：让身体动起来可以增加身体能量、减少疲累感。

　　心理学家称，体力上的劳动和锻炼是治疗失眠症极好的方法。你可以选择的劳动方式有很多，比如，种花、打网球、游泳、打高尔夫球、滑雪等，或者你可以找一份体力活。著名作家西奥多·德莱赛就是用这样的方法治好了他的失眠症。当他还是一个年轻人时，他的生活极为困乏，他为此而失眠，然后，他就到中央铁路找了一份铁路工人的工作——主要是打钉和铲石子，就这样，晚上下班回家后他还没有吃晚饭就累得呼呼大睡了。

　　生活中的人们，不知你有没有这样的体验：当情绪低落时，参加一项自己喜欢又擅长的体育运动，可以很快地将不良情绪抛之脑后。这是因为体育运动可以缓解心理焦虑和紧张程度，分散对不愉快事件的注意力，将人从不良情绪中解放出来。并且疲劳和疾病往往是导致人们情绪不良的重要原因，适量的体育运动可以消除疲劳，减少或避免各种疾病。

　　所以，在日常生活中，只要你能多参加运动，适当调节自己的心情，就能获得快乐的心情、赶走不快的情绪。因为运动的效果是积极的，它可以激发人积极的情感和思维，从而抵制内心的不良情绪。此外，运动时能促进大脑分泌一种化学物质——内啡肽。内啡肽可以帮助我们降低抑郁、焦虑、困惑以及其他消极情绪，通过改善体能，也能增强自我掌控感，重拾信心。

　　运动分成有氧运动和无氧运动两种，无氧运动一般都是短时间高强度的，对人的意义不大，弄不好还容易伤到自己。最好还是有氧运动，对人不但有锻炼身体的效果，而且还能调节情绪问题，有效的应对情绪中暑。

　　然而，有些人可能会说，运动会出汗。运动当然是会出汗，这是毋庸置疑的，但除了汗水之外，我们收获的会更多，我们的身心会在汗水中得到释放。再者，并不是所有的运动都和人们想象的一样出很多汗，就比如游泳，夏天，最好的运动方式莫过于游泳。当然，无论哪种运动，出点汗都是好事，出汗之后，只要能迅速补充体液补充矿物质，再加上一个热水澡，那么剩下的就是舒舒服服的感觉了。尤其是在经过了一段时间的剧烈的运动后，那些所谓的烦恼都被抛到九霄云外去了，你会觉得身心畅快。有科学研究表明，运动后人体内

会产生一些类似于兴奋剂的物质，让人感到愉快。

有研究表明，体育锻炼可以改善神经系统对肌肉的控制能力，使人体的反应速度、准确性和机体协调能力得到提高。科学工作者在对出生6周的婴儿进行脑生物电流测量时发现，长期对婴儿进行右手的屈伸练习，能加速大脑左半球语言区的成熟。这足以表明体育运动有助于孩子神经系统的发育和完善。

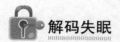 **解码失眠**

生活中的人们当你心烦意乱、心情压抑乃至失眠时，适度运动能可带来好心情。虽然运动对于治疗失眠有所帮助，但你应该把握适当的度，否则会对大脑机能造成损害。并且，你要选择自己喜欢的运动，这样才能有恒心持久地练下去。

二、去大自然中走走，清澈的心助你入睡

身处于世，我们难免因为尘世中的琐碎事件而影响心情，我们的烦恼会不断增多，日积月累，我们心灵的垃圾就会堆积起来，这对于我们的身心健康是极为不利的，不少人因此出现失眠症状，因此，现代城市人寻求到了一种释放压力、忘却烦恼的方法——走进大自然。大自然的奇山秀水常能震撼人的心灵。登上高山，会顿感心胸开阔。放眼大海，会有超脱之感。走进森林，就会觉得一切都那么清新。当你回家之后，定会觉得神清气爽，也不会为失眠苦恼了。

曾经有个男青年，他与相恋两年的女友分手了。男青年十分钟情于女友，分手之后的一段时间，他终日茶饭不思，夜不能寐，十分痛苦。身体也逐渐大不如从前。爱恨交织之下，他居然萌生了报复她的念头。

男青年的一帮朋友看在眼里，急在心上，生怕男青年出事。后来，他们想

到一个方法——多带男青年出门走走。于是，周末带他走进大山大河，投入大自然的怀抱。他们寄情于山水之中，并用许多事实和道理开启他，让他学会忘却。山的博大胸襟，江的容纳气度，水的坚韧品质，朋友们清泉般穿透心田的良言，终于让他明白了许多。渐渐地他从伤痛的沼泽地走了出来。

的确，当我们心理不平衡、有苦恼时，应到大自然中去。山区或海滨周围的空气中含有较多的阴离子。阴离子是人和动物生存必要的物质。空气中的阴离子越多，人体的器官和组织所得到的氧气就越充足，新陈代谢机能便盛，神经体液的调节功能增强，有利于促进机体的健康。越健康心理就越容易平静。

大自然是神奇的，充满着人类所未知的力量。古人讲究天人合一，也正是想从大自然中汲取万物之精华。现代社会，生活节奏越来越快，人际关系越来越复杂，处处充满了诱惑，使人心神不宁，那么，怎样才能静心呢？其实答案很简单，假如你能够全身心地投入自然，拥抱阳光，就能够吸取自然的力量，坚定不移地追求人生至真至善至美的至高境界。记住，大自然，是最好静心的空间。

如今，越来越多的人涌入城市，飞速发展的城市更是标志着人类走向文明和成熟。但是，凡事都有两面性，在走进城市的同时，我们无疑失去了大自然。大多数人们身处闹市，整日面对着鳞次栉比的高楼，在闪烁的霓虹灯之下，我们已经遗忘了大自然的味道。猛然惊醒的时候，我们才发现自己更需要的是一轮满月的天空、一份清新纯净的空气、一汪清澈流淌的河水……绿是生命的颜色，代表着无限的希望。很多人都听说过绿色覆盖率这个名词，其实，一个城市的绿色覆盖率指的是一个城市的氧气指标值以及空气净化度的最快提升因素。有人去过高原，一定知道高原上氧气稀薄，这主要是因为恶劣的高原环境让植被无法存活下去，而植物的光合作用则是可以迅速生成人类所需的氧气。因此，有植物的地方才更适合人类的生存。其实，人们应该为自己生活在平原地区而感到幸运，假如生活在一个植被丰富的城市里，则更是一种莫大的幸福。如今，很多楼盘以"森林城市"命名，其实就是为了说明这座城市正在被森林所环抱。

大自然让人感到亲切，人类是在大自然当中生存发展的，人类本能对自然界有种亲切感，而大自然的节律有利于人类的发展。

我们应掌握与大自然亲近的操作诀窍：

1.徒步

也称作远足、行山或健行，它和通常意义上的散步不同，也不是体育活动中的竞走，而是指有目的的在城市的郊区、不需要登上山顶，但是登山和穿越密切相关，两种活动经常结合在一起。

2.登山

登山的过程，是一个不断征服的过程，当我们跨过一个个山头，就会发现呈现在自己面前的，是另外一片风景，我们的眼界也逐渐开阔起来。同时，爬山还有另外一个好处，那就是锻炼身体。

因此，无论是周末，还是闲暇时间，我们都可以约上几个朋友，去大山里走走，去感受另外一个远离尘嚣的世界。当然，在登山的过程中，我们一定还好注意安全，最好不要一人登山。

3.野营、露营

野营，顾名思义就是在野外露营、野炊，这是一种锻炼生活技能很好的方法。并且，在相互合作的过程中，人与人之间的关系也会变得亲密起来。而除此之外，还有另外一种活动——露营，这是种休闲活动，通常露营者携带帐篷，离开城市在野外扎营，度过一个或者多个夜晚。露营通常和其他活动联系，如徒步、钓鱼或者游泳等。

4.钓鱼

这个活动，我们并不陌生，钓鱼的主要工具有钓杆、鱼饵。

钓鱼的工具其实制作起来很简单，钓杆的材质可以是竹子，也可以是塑料，而鱼饵的种类也很多，可以是蚯蚓，也可以是米饭，甚至是可以苍蝇蚊虫。现代有专门制作好的鱼饵出售。鱼饵可以直接挂在丝线上，但有个鱼钩会更好，对不同的鱼有特殊的专制鱼钩。另外一个漂更有帮助，在周围水面撒一些豆糠会引来更多的鱼。

解码失眠

现代人虽然远离大自然，但是本能和遗传的作用还是让人能感到大自然的亲切。这种亲切感会让人倍感放松。心理学的实践证明，当失眠的人跑到大自然中，会全身心融入自然，忘却烦恼，并可由此产生一种感悟，从而让压力烟消云散，最终获得良好睡眠。

三、听听音乐，让心静下来

现代社会中的人们，每天都必须面临繁重的工作压力和生活压力，难免会出现情绪低落、失眠的情况，如果这种情况得不到缓解，对任何事情都提不起兴味。所以，要想摆脱这种心情，首先应该让本人不要总是去想这些问题，转移留意力。而音乐就是舒缓心情、调节身心的良好方法。

读书可以使人在潜移默化中逐渐变得心胸开阔、气量豁达、不惧压力。若用心来读一本好书，可以有更多的人生体会和感悟。书籍不仅可以开阔我们的视野，更可以带给我们丰富的人生智慧。而音乐作为人类文化的一部分，对于人类文明进步以及人类的身心健康一直有着非常重要的影响。科学家认为，当人处在优美悦耳的音乐环境之中，可以改善神经系统、心血管系统、内分泌系统和消化系统的功能，促使人体分泌一种有利于身体健康的活性物质，此物质可以调节体内血管的流量和神经传导。

琳达今年28岁，原本学音乐的她在毕业后不得不接手家族生意。每天，她都要亲力亲为公司的很多事，忙碌的工作和高压生活让她开始失眠，而白天她总是一副无精打采、没睡醒的样子，她觉得自己有必要找到一种调节方法。于是，这天她开着车，带上读书时代最爱的小提琴，来到了离市区很远的河边。

听着潺潺的流水声，呼吸着新鲜的空间，琳达拉起了小提琴，那些熟悉

的旋律又浮现在脑海中，那些所谓的客户、订单、酒桌等都抛到脑后的感觉真好，不知不觉间她在车上睡着了，醒来后，她感到了前所未有的放松，她心想，也许只有音乐能让自己的心静下来。

从那次以后，琳达重拾了自己当年的爱好，每到周末，她都会花上半天的时间练小提琴，陶醉在自己的音乐里，她很享受。

在生活中，很多人都和琳达一样，因为工作、因为生活，不得不四处奔波，硬着头皮在喧嚣的尘世中闯荡，长时间下来，他们疲惫不堪、精神紧张，却不知如何调节。其实，如果你能听听音乐或者学习一门乐器，你的心情也会得到舒缓。

因此，音乐是一种可以唤醒沉醉灵魂的力量。音乐作为一种艺术，它之所以能打动人，是因为它能以动感的声音方式表现出一种情感，它所蕴含的宁静致远、清淡平和，可以使终日奔忙、身心俱疲的现代人得到彻底的放松。作为奔波于现代闹市中的人，一定要懂得一点音乐。在音乐的圣殿中，我们能暂时忘记生活的烦琐，工作生活的不顺心，能获得音乐给予我们的心灵滋养。

音乐是一种可以抚慰心灵的媒介，它可以和心灵产生共鸣，并把心中的不良情绪释放出来，还可以让你浮躁的内心恢复平静。当我们为现代生活所累时，不妨尝试一些音乐疗法，那么，什么是音乐疗法呢？

音乐疗法是将人的生理和心理结合起来通过生理和心理两个方面的途径来治疗疾病，一方面，音乐声波的频率和声压会引起生理上的反应；另一方面，音乐声波的频率和声压会引起心理上的反应。听音乐时，音乐能够启动大脑的情感中枢，这一大脑区域与人体在受到食物、性以及麻药甚至毒品刺激下变得异常活跃的区域完全一致。这一发现具有非常重要的意义，因为音乐不会像药品那样直接对大脑产生副作用，所以这种间接作用就显得更为神奇。

音乐疗法是一种自然疗法，它能使人感到愉快、提高大脑皮层的兴奋性、改善人们的情绪。同时，它还能消除人们因种种原因造成的紧张、焦躁等不良心理状态。

音乐治疗在以下几个方面的疗效是显而易见的：有助于释放压力和情绪；

减少不恰当行为及增强自制；改善学习兴趣，提高身体灵活性；改善人际关系的能力及处事技巧；增加专注力与定力；减压、排忧解困；改善身体和情绪功能，提高情商；强化个性气质；加快自我成长，提升自我价值，确定人生方向；缓解并医治身体的各种病症。

书籍是我们人生阅历的第二获得者。读书，可以增长见识，陶冶性情，使人的情感更细腻，举止更优雅，气质更深沉。淡泊以明志，宁静以致远，非读书是不能达到的。读书给人生带来了最美妙的时光。

在纷纷扰扰的尘世中，每个人都应该给自己一个慢下来的理由，很多时候，我们焦头烂额，手足无措，此时，我们不妨用书籍去调节，在对文字的咀嚼过程中，我们的失落会逐渐消散，聚散会逐渐溶解。因为书籍是我们心灵的导师，它不仅能让我们从繁杂的工作与生活中解脱出来，还能让我们找到心灵的寄托。

音乐是人类最美好的语言。听好歌，听轻松愉快的音乐会使人心旷神怡，沉浸在幸福愉快之中而忘记烦恼。放声唱歌也是一种气度，一种潇洒，一种解脱，一种对长寿的呼唤。

🔒 解码失眠

不良情绪影响人的身体健康。对于那些对人体伤害更大的情绪，如绝望、悲怆，是导致失眠的重要原因，因此我们都可以通过音乐书籍来调节以使情绪能转变或移用到正常的激励机制上，因为它们能帮助我们洗涤心中的所有尘埃，给我们一个饱满的人生及永恒的幸福感受。

四、失眠时，阅读能让你心安

有人说，人的灵魂不能浅薄、庸俗、无聊，它永远在追求最高尚的东西，

使之高尚的重要渠道就是读书。书是使人类进步的阶梯；书是智慧的殿堂，珍藏着人生思想的精英，是金玉良言的宝库。另外，读书还能净化我们的心灵，因此当我们失眠或者内心浮躁不安的时候，不妨让自己徜徉在书的海洋中，你会发现，文字是世界上最为美妙的东西。

我国著名经济学家、《资本论》最早的中文翻译者王亚南，从小就酷爱读书。他在读中学时，为了争取更多的时间读书，特意把自己睡的木板床的一条脚锯短半尺，成为三脚床。每天读到深夜，疲劳时上床去睡一觉后迷糊中一翻身，床向短脚方向倾斜过去，他一下子被惊醒过来，便立刻下床，伏案夜读。天天如此，从未间断。结果他年年都取得优异的成绩，被誉为班内的"三杰"之一。

1933年，王亚南乘船去欧洲。半途中，突然刮起了大风，顿时巨浪滔天。当时，王亚男正在甲板上看书，他的眼镜已经被风吹走了，这时，他赶紧求助于旁边的服务员说："请你把我绑在这根柱子上吧！"

听到王亚南的话，服务员不禁笑了起来，因为他以为王亚南是害怕自己被巨浪卷到海里去。谁知道，当他真的将王亚南绑在柱子上时，王亚南居然翻开书，聚精会神地看起书来。船上的外国人看见了，无不向他投来惊异的目光，连声赞叹说："啊！中国人，真了不起！"

这里，我们每个人都应该学习王亚南的读书精神，并要逐渐在生活中培养读书的习惯，长此以往，你必定会爱上阅读。

具体来说，可以帮助我们以下几个境界：

1.读懂书，读懂自然

自然能净化人的心灵，让人返璞归真。自然的一切声音：风声、雨声、松涛声、犬吠、鸡鸣、蟋蟀叫都是动听的。听到它们的时候，是心情最宁静的时候。这宁静是没有争逐的安闲，是没有贪欲的怡然。这些属于自然的美妙，只有爱读书，远离尘嚣的人才能听得懂、看得到。因为从书中，也能感受着自然的每一天：红梅傲雪沐浴晨光中，觉天地一片灿烂，心神清新而明朗；徜徉晚霞里，感到人生无限温暖，精神愉悦而高洁。即使坐在屋内读书，也要靠窗而坐，用心去依靠那一树摇曳的翠绿，去接受那清风的吹拂。

2.读懂书，读懂世界

爱读书的人看世界，觉得天蓝、地阔、人美。把生活读成诗、读成散文、读成小说。对生活，真心投入，用心欣赏，心里从不设防；对世人，不装腔作势，不阿谀奉承，总透着一身书卷气。

3.读懂书，读懂自己

爱读书，会使你生活情趣高尚，很少持续地去叹息忧郁或无望地孤独惆怅，重要的拥有健康的身体、从容的心态。只要心境能保持年轻，对于年华的逝去就会无所畏惧。高尔基说："学问改变气质。"看来，读书是我们永葆青春的源泉。读书又是不分年龄界限的，年年岁岁都是读书的最佳时节。

4.视读书为人生最大的快乐

这样，当别人正津津乐道时尚流行、张家长李家短时，你就能定下心来，让自己陶醉在书的世界里，洗涤自己，充实自己，忧伤着自己，快乐着自己。

书中自是知识的海洋，其实，爱上阅读并不是什么难事，关键是你要学会读什么书，怎么读书，慢慢地养成良好的读书习惯，你就会爱上读书。因此，你不必刻意追求读书的数量。的确，我们不得不承认，现在市场上充斥着各种书刊，并不是什么书目都是适合青少年阅读的，真正有品位，适合鉴赏的寥寥无几。

约翰逊医生说："一个人的后半生取决于他读到的第一本书的记忆。"因此，你需要记住：如果一本书不值得去阅读，就大可以不读，否则，你只会让自己装了一肚子的书，却解决不了生活中的一个小问题。因此，你可以询问父母，让父母引导自己找出喜欢并优秀的文学作品，而不要浪费时间阅读垃圾文字。

首先，要学会带着感情阅读，这有利于培养自己的表达能力和想象力。其次，你还可以写一些读书笔记，写出自己的感受。最后，睡前阅读是最佳阅读时机，浅睡眠时期最容易进行无意识的记忆，因此睡前的阅读一定要把握好。

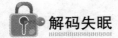解码失眠

　　生活中的人们，多读些书吧，尤其是当你失眠和烦恼的时候，读书能给我们带来心灵最深处的滋养，书会带我们步入一个世外桃源，一个脱离了纷扰现实的精神殿堂。

五、想睡就睡，防止疲劳

　　前面，我们已经讲过，一些有失眠症状的人总是强迫自己入睡，而越是强迫自己，越是睡不着。其实，放松自己，当你累了就休息，才是防止疲劳和忧虑的最佳方法。

　　那么，我们为什么需要经常休息呢？

　　接下来，我们列举的一些数字可能让你感到吃惊：每天从你的心脏流出血的血液足够装满一节火车车厢；每天你身体供应出来的能量，大到可以将20吨的煤铲上一个3英尺高的平台。听起来是不是让你难以置信？事实上，更让你吃惊且被你忽略的是，它并不是只是这样工作一两天，而是持续50~70年甚至还有可能是90年，你的心脏怎能承受如此大的压力呢？因此，沃尔特·加农博士对此解释说："可能很多人都认为，我们的心脏每天都在不停地跳动着，但同时，它也是在不断收缩的，在每次收缩时，它就会休息停顿，当我们的心跳保持在每分钟跳动70次的时候，在一天24小时内，它实际的工作时间只有9个小时，剩下的是15个小时它都是在休息。"

　　"二战"期间，以年逾70岁的丘吉尔却依然每天能工作达16个小时，他似乎毫不疲倦地指挥着大英帝国作战，实在令人诧异，他是怎么做到的呢？我们来看看他的秘诀：每天早上，他到上午11点还没起床——实际上，他是把工作搬到了床上，比如，看报告、口述命令、拨打电话等，他甚至在床上举行一些十分重要的会议。吃了午饭以后，他又回到自己的床上休息1个小时。晚上8点是他用晚餐的时间，随后他又去休息2个小时。丘吉尔休息的方法表明的是他并不是要消除疲劳，而是防止疲劳。虽然他每天工作的时间达到16个小时，但这中间他会在疲惫之前就去休息，所以他经常工作到深夜。

我们都知道著名的约翰·洛克菲勒不仅坐拥世界上最多的财富，更是活到了98岁，这一点他是怎么做到的呢？当然，我们不能否认的一点是，洛克菲勒家族的人都长寿。但还有另外一个主要的原因：无论再忙，每天中午，约翰都会在自己的办公室里睡半个小时的午觉，办公室里的大沙发是他最喜欢的地方，那段时间，无论是谁，即便是美国总统来电，他也不会去接。

在作家丹尼尔的《为什么要疲倦》中，他就告诉了我们为什么要休息。他指出，一个人要休息，但并不是说什么事都不做，所谓休息就是修补。一个人要休息的话，即便只是打5分钟的瞌睡，也有助于防止疲劳、重新唤起精神。

棒球名将康尼·麦克也曾告诉我们休息对于他生活的重要性，他说自己在赛前如果不睡一个午觉的话，那么还不到第五局估计都疲惫不堪了。可是，即便是只休息5分钟，他都会觉得获得力量，一点也不觉得疲劳。

第一夫人埃莉诺·罗斯福夫人曾说，每次她在公众面前发表完演说或接见完那些大任务后，她都会找一个椅子或者沙发，然后在那里闭上眼睛休息20分钟。

对于大发明家爱迪生而言，他也认为自己之所以有源源不断的工作动力，也是因为他有随时想睡就睡的习惯。

亨利·福特曾针对别人问及为何他能高寿时说了一句简单的话："能坐下的时候我绝不站着，能躺下的时候我绝不坐着。"

因此，身为普通白领阶层的你该怎样做呢？假如你是一名打字员，那么，你就不可能像爱迪生，可以随心所欲地在自己的办公室睡午觉；而如果你是一名会计师，你也不可能躺在老板办公室的长沙发上和他讨论账本。不过，假如你生活在一个小城市的话，你可以趁着午休时间回家短时间休息一下，马歇尔将军就是这样做的。"二战"期间，他在指挥美军作战的是十分忙碌，所以没有时间休息。

如果你认为自己实在找不到睡午觉的机会，那么，你至少应该在晚饭之前睡个觉，1个小时的时间就足够了，你要清楚的是，这可比喝一杯餐前酒便宜的多了。而且效果还比餐前酒好多了。如果你能在下午的5点、6点或者7点左右小睡1个小时的话，你就可以在你的生活中每天增加1个小时的清醒时间。之所以这样说，是因为将饭前那1个小时加上夜晚的6个小时——一共7个小时的睡眠时间，要比在夜间一次性睡足8个小时的效果好很多。

对于那些从事体力工作的人，如果他们每天有更多休息时间的话，他们也能完成更多的劳动任务。

弗雷德里克·泰勒是贝德汉钢铁公司担任科学管理工程师。他对在工厂工作的工人们给予了长时间地观察，他发现，每天这些工人可以往货车上装大约12.5吨的生铁，但一般来说，他们还没到中午就感到精疲力竭了。

为什么这些工人如此容易疲劳呢？对于这一问题，弗雷德里克·泰勒也进行了科学的研究和分析，按照他的推算，这些工人每天应该搬运47吨的生铁，但为什么现在还有12.5吨呢，也就是说，这些工人原本可以做到比目前成绩的4倍，而且不会像原来那样疲惫，但所有的问题只是推测。

弗雷德里克·泰勒选择了一位叫施密特的人，还选了一位人来对施密特进行指挥，他让施密特按照马表规定的时间来工作，然后另外一个人站在一边拿着马表来指挥施密特，大致的指挥用语是这样的："现在，你拿起一块生铁，好，往前走……现在坐下来休息……现在继续走……好，休息下……"

你知道结果怎么样了吗？在其他工人每天只能搬运生铁12.5吨的情况下，施密特却搬了47.5吨，而当弗雷德里克·泰勒在贝德汉姆钢铁公司担任管理层的3年里，施密特的工作量总是高于其他人。他之所以能做到这一点，就是因为他总是能在疲劳之前就先休息，每个小时的60分钟里，他休息34分钟，工作26分钟，的确，他休息的时间比工作的时间还多，但就是在这样的情况下，他的工作成绩却是别人的4倍。

这里，我还要再重复一遍，我们还是提倡：经常休息，按照我们心脏运转的方法来休息，也就是在感到疲惫之前先休息。

解码失眠

　　人们在疲劳的情况下更容易产生忧虑，如果要防止忧虑、防止失眠，切记任何时候要经常休息，在你感到疲倦以前就休息。

六、掌握随时随地放松自己的方法

　　在生活中，我们常听到周围的人抱怨压力，但谁没有压力呢？谁不觉得累呢？每个人感觉到的累，可能来自于不同的方面，工作的压力感、职业的倦怠感，甚至有些只是因为失眠或者睡眠不足。但无论如何，只有轻松的身体和心情，才能带来高效率的工作，因此任何一个睡眠专家，都建议我们要学会放松自己、为自己减压。当然，每个人放松自己的方法不同。

　　事实上，那些高效率的人从不大疲劳战，他们甚至还掌握了随时放松自己的方法，具体来说，有以下几种：

　　1.呼吸法放松

　　闭上你的双眼，放松你身体的肌肉，然后调整自己的呼吸，主要以深呼吸为主。

　　你可以选择一个能让你"平静"下来的地方，长长地、慢慢地吸气。你想象一下，假如你的肺部是一个气球，你可以尽量使这个气球充满。当你感到身体里的气球已经膨胀了，这就表明你已经气沉丹田了，停顿两秒钟时间，轻轻地、慢慢地将气呼出。吸气持续4秒钟，呼气也持续4秒钟。你可以一边呼吸一边数秒。为了放慢速度，你数秒的方法可以做些改变，将"一秒"变成"一个千分之一"，这样可以将速度基本上降到大约一秒钟一个数字。开始吸气时，你的脑子里便开始数："一个千分之一，两个千分之一，三个千分之一，四个千分之一"，你一定要将吸气坚持到数完"四个千分之一"，然后以同样的方

法呼气。

2.冥想法放松

冥想法放松就是通过想象一些宁静、舒缓和愉悦的场景来达到让身心放松的目的，在冥想的过程中，你可以调动身体的各个部分，如观其形、听其声、嗅其味、触其柔……恰如身临其境。

比如，你可以这样冥想：我静静地俯在海滩（湖边的草滩）上，周围没有任何人，微风拂面，我能感受到轻柔的风吹过草地和我的面颊，我感受到了阳光温暖的照射，触到了身下海滩上的沙子（湖边柔软的草儿），我全身感到无比的舒适，微风带来一丝丝海腥味（清新的味道），海浪拍打着沙滩，（湖面上的水静悄悄地涌过来，时不时有鱼儿嬉水溅出的水花声），我静静地谛听着永恒的波涛声（这令人神往的梦里水乡）……

再如，你可以想象在一望无际的大草原上散步。在一个暮春的下午，夕阳西下，余辉相映，你踩在柔软的草地上，清新的野草味、花香味以及田园味阵阵扑鼻，不时还有鸟儿鸣叫、蜂蝶飞舞。你身临其境，微风拂面，就像小时候妈妈温柔的抚摸；柔光沐浴，就像出远门时父母的谆谆叮咛；高天远山令你心旷神怡，你此时舒展全身，慢慢地做深呼吸，感到无比轻松舒坦。这样就可以排除杂念，心平气和，达到放松的目的。

3.自我按摩

紧闭双眼，用手指尖用力按摩前额和后脖颈处，有规则地向同一方向旋转，不要漫无目的地揉搓。

4.松颈操

右手置于脑后，下巴轻轻地压向胸部。同时尽力将左肩和左臂向下沉。保持这一姿势10~30秒钟。然后慢慢地还原，左右手交换重复练习，方法同上。

5.打盹

学会在家中、办公室，甚至汽车上，一切场合都可借机打盹，只需10分钟，就会使你精神振奋。

事实上，即便是那些不在外工作的家庭主妇，你更要懂得放松自己，并且你有着得天独厚的优势，你的行动自由，可以想躺下就停下，你想躺在地上也可以。只要你试过，你就会惊奇地发现，躺在地板上似乎比松软的床垫上更能放松自己，因为地板给你的抵抗力比较大，对脊椎骨大有好处。

说到这里，接下来就是我要说的一些在你的家里就能做的运动，你可以先尝试一个礼拜，相信会对你大有好处：

（1）只要你觉得自己累了，就放下手里的活，然后平躺在地板上，尽量把你的身体放直，假如你想转身的话就转身，每天做两次。

（2）闭上你的两只眼睛，就像约翰逊教授所建议的那样做："太阳当空照，蓝蓝的天，沉静的大自然，控制着这个世界，我是大自然的孩子，也能和整个大自然相融合。"

（3）假如你现在正在做饭，你不能躺下休息的话，那就找一把椅子吧，你也可以好好地休息一下——最好是一张很硬的直背椅，完全像一个古埃及的坐像那样，然后将你双手平放在大腿上。

（4）现在，把你的10个脚趾头蜷起来，然后再放松它们，收紧你的腿部肌肉，然后也将它们放松；慢慢地往上，继续运动你各部分的肌肉，然后一直到你的顶部。接下来放松你的头部，把你的头想象成一个灵活的足球，慢慢地向四周转动。然后不断地告诉你的肌肉："放松……放松……"

（5）深呼吸，然后逐步平稳下来，你的神经也会随之稳定下来。就像印度的瑜伽术那样，做到有规律地呼吸是安抚神经的最好方法。

（6）想想那些已经逐渐爬上你脸上的皱纹吧，学会慢慢抚平它，放松你的额头，不要紧闭嘴巴。也许你以后再也不用去美容院了。

解码失眠

在学习或工作中，我们要尽量保持轻松愉快的心情，好的心情会使工作有更高的效率。当我们感到疲惫时，不妨采用以上几种方法来进行自我放松。

参考文献

[1] [英]查里斯艾德茨考斯基. 7天改善睡眠：深睡眠[M]. 李永灿，译.武汉：湖北科学技术出版社，2014.

[2] [日]内山真.不要再上失眠的当[M].青岛：青岛出版社，2014.

[3] [日]加藤谛三.写给失眠者的心理学[M]. 孙谭玲，译 .南宁：广西科学技术出版社，2014.

[4] 魏保生.失眠[M].北京：中国医药科技出版社，2014.